Dr. Jessica Koch

Multienzymprodukte zur Behandlung der exokrinen Pankreasinsuffizienz

Dr. Jessica Koch

Multienzymprodukte zur Behandlung der exokrinen Pankreasinsuffizienz

Eine Studie am Modelltier ileocaecal fistuliertes, pankreasgangligiertes Miniaturschwein

Südwestdeutscher Verlag für Hochschulschriften

Impressum/Imprint (nur für Deutschland/only for Germany)
Bibliografische Information der Deutschen Nationalbibliothek: Die Deutsche Nationalbibliothek verzeichnet diese Publikation in der Deutschen Nationalbibliografie; detaillierte bibliografische Daten sind im Internet über http://dnb.d-nb.de abrufbar.
Alle in diesem Buch genannten Marken und Produktnamen unterliegen warenzeichen-, marken- oder patentrechtlichem Schutz bzw. sind Warenzeichen oder eingetragene Warenzeichen der jeweiligen Inhaber. Die Wiedergabe von Marken, Produktnamen, Gebrauchsnamen, Handelsnamen, Warenbezeichnungen u.s.w. in diesem Werk berechtigt auch ohne besondere Kennzeichnung nicht zu der Annahme, dass solche Namen im Sinne der Warenzeichen- und Markenschutzgesetzgebung als frei zu betrachten wären und daher von jedermann benutzt werden dürften.

Verlag: Südwestdeutscher Verlag für Hochschulschriften GmbH & Co. KG
Dudweiler Landstr. 99, 66123 Saarbrücken, Deutschland
Telefon +49 681 37 20 271-1, Telefax +49 681 37 20 271-0
Email: info@svh-verlag.de

Zugl.: Hannover, Tierärztliche Hochschule Hannover, Dissertation, 2011

Herstellung in Deutschland:
Schaltungsdienst Lange o.H.G., Berlin
Books on Demand GmbH, Norderstedt
Reha GmbH, Saarbrücken
Amazon Distribution GmbH, Leipzig
ISBN: 978-3-8381-2788-0

Imprint (only for USA, GB)
Bibliographic information published by the Deutsche Nationalbibliothek: The Deutsche Nationalbibliothek lists this publication in the Deutsche Nationalbibliografie; detailed bibliographic data are available in the Internet at http://dnb.d-nb.de.
Any brand names and product names mentioned in this book are subject to trademark, brand or patent protection and are trademarks or registered trademarks of their respective holders. The use of brand names, product names, common names, trade names, product descriptions etc. even without a particular marking in this works is in no way to be construed to mean that such names may be regarded as unrestricted in respect of trademark and brand protection legislation and could thus be used by anyone.

Publisher: Südwestdeutscher Verlag für Hochschulschriften GmbH & Co. KG
Dudweiler Landstr. 99, 66123 Saarbrücken, Germany
Phone +49 681 37 20 271-1, Fax +49 681 37 20 271-0
Email: info@svh-verlag.de

Printed in the U.S.A.
Printed in the U.K. by (see last page)
ISBN: 978-3-8381-2788-0

Copyright © 2011 by the author and Südwestdeutscher Verlag für Hochschulschriften GmbH & Co. KG and licensors
All rights reserved. Saarbrücken 2011

Inhaltsverzeichnis

1 EINLEITUNG   1

2 SCHRIFTTUM   3

  2.1 Aufbau und Funktion des Pankreas   3

  2.2 Die exokrine Pankreasinsuffizienz (EPI)   6

    2.2.1 Entstehung und Ursachen   6

    2.2.2 Pathogenetisch wichtige Mechanismen bei exokriner Pankreasinsuffizienz   7

    2.2.3 Auswirkungen einer reduzierten enzymatischen Aktivität im Intestinaltrakt   8

  2.3 Therapie der exokrinen Pankreasinsuffizienz   12

    2.3.1 Etablierte Maßnahmen und Therapien   12

    2.3.2 Frequenz der Mahlzeiten   15

    2.3.3 Beurteilung der enzymatischen Substitutionstherapie   19

      2.3.3.1 Anforderungen an Enzympräparate   19

      2.3.3.2 Multienzympräparate   20

      2.3.3.3 Monoenzympräparate   24

  2.4 Zukunft der enzymatischen Substitutionstherapie   25

    2.4.1 Die enzymatische Verdauung von Proteinen, Lipiden und Kohlenhydraten unter physiologischen Bedingungen   25

      2.4.1.1 Proteinverdauung   26

      2.4.1.2 Lipidverdauung   29

      2.4.1.3 Kohlenhydratverdauung   31

    2.4.2 DNA-Rekombinationstechnologie – neue Möglichkeiten in der Enzymentwicklung   34

      2.4.2.1 Ablauf der Konstruktion neuer DNA-Moleküle   36

      2.4.2.2 Produktion von Enzymen mittels modifizierter Mikroorganismen zur EPI-Therapie   39

2.4.3	Anpassung der Enzymaktivität an unterschiedliche Ernährungsweisen	43
2.4.4	Bedeutung neuer Möglichkeiten für die Behandlung der EPI	46

3 EIGENE UNTERSUCHUNGEN 48

3.1 Material und Methoden 48
   3.1.1 Versuchsziel 48
   3.1.2 Versuchstiere 48
   3.1.3 Aufstallung der Tiere 51
   3.1.4 Eingesetzte Mischfuttermittel 51
   3.1.5 Enzymprodukte 53
   3.1.6 Durchführung von Verdaulichkeitsstudien 55
      3.1.6.1 K-Tiere ohne Enzymzulage 56
      3.1.6.2 PL-Tiere ohne Enzymzulage 56
      3.1.6.3 PL-Tieren mit Enzymzulage 57
      3.1.6.4 Besonderheiten während der Versuchsdurchführung 60
   3.1.7 Probenentnahme und –aufbereitung 60
      3.1.7.1 Kotkollektion 60
      3.1.7.2 Chymuskollektion 61
   3.1.8 Analyse der Proben 63
   3.1.9 Statistische Methoden 67

3.2 Ergebnisse 68
   3.2.1 Verdaulichkeit unter Einfluss des porcinen MEP (pMEP-B) bzw. zweier mikrobieller MEP (mMEP 1, mMEP 2) 71
      3.2.1.1 Praecaecale Anflutung von Chymus 71
      3.2.1.2 Praecaecale Verdaulichkeit der Rohnährstoffe und Stärke 72
      3.2.1.3 Praecaecale Wirkung der getesteten Enzymprodukte 79
      3.2.1.4 Absolute Kotmasse im Kollektionsintervall 80

INHALTSVERZEICHNIS

        3.2.1.5 Verdaulichkeit der Rohnährstoffe über den gesamten Gastrointestinaltrakt   82

        3.2.1.6 Wirkung der getesteten Enzymprodukte auf die Verdaulichkeit über den gesamten GIT   87

    3.2.2 Beeinflussung der Verdaulichkeit über den gesamten GIT durch Variation des Mahlzeitenintervalls (pMEP-I)   89

        3.2.2.1 Absolute Kotmasse im Kollektionsintervall   89

        3.2.2.2 Verdaulichkeit der Rohnährstoffe über den gesamten Gastrointestinaltrakt   90

        3.2.2.3 Einfluss der Variation des Mahlzeitenintervalls (Versuch pMEP-I) auf die Verdaulichkeit über den gesamten GIT   95

    3.2.3 Verdaulichkeit über den gesamten GIT unter Einfluss des Zusatzes „Substanz Z" zu einer Lipase (Lipase + Z)   96

        3.2.3.1 Absolute Kotmasse im Kollektionsintervall   96

        3.2.3.2 Verdaulichkeit der Rohnährstoffe über den gesamten Gastrointestinaltrakt   97

        3.2.3.3 Wirkung einer Lipase (ohne und mit Z) auf die Verdaulichkeit über den gesamten GIT   102

4. DISKUSSION   104

    4.1 Kritik der Methoden   105

        4.1.1 Anzahl der eingesetzten Tiere   105

        4.1.2 Anfütterungszeitraum   106

        4.1.3 Vorgehen bei der Kotkollektion   107

        4.1.4 Beurteilung der Nährstoffanflutung am terminalen Ileum und der faecalen Nährstoffausscheidung   108

        4.1.5 Beurteilung von Besonderheiten im Versuchsabschnitt pMEP-B   109

    4.2 Erörterung der Ergebnisse   111

        4.2.1 Ist die praecaecale Verdaulichkeit sowie die Verdaulichkeit über den gesamten GIT durch mMEP im Vergleich zum etablierten pMEP zu steigern?   111

INHALTSVERZEICHNIS

4.2.2	Hat die Verteilung der (identischen) täglichen Gesamtfuttermenge auf mehrere kleine Mahlzeiten einen positiven Einfluss auf die Gesamtverdaulichkeit?	113
4.2.3	Ist es möglich, die Wirksamkeit einer Lipase durch den Einsatz eines Emulgators zu verbessern und somit die Gesamtverdaulichkeit zu erhöhen?	115
4.2.4	Nebeneffekte der Supplementierung einer Lipase	118

5. ZUSAMMENFASSUNG   120

6. SUMMARY   123

7. LITERATURVERZEICHNIS   126

8. TABELLENANHANG   161

Abkürzungsverzeichnis

°C	Grad Celsius
®	eingetragenes Warenzeichen
%	Prozent
Abb.	Abbildung
AS	Aminosäure
BO	Bacterial overgrowth
BSE	Bovine Spongiforme Enzephalopathie
ca	crude ash (Rohasche)
c-AMP	cyclisches Adenosinmonophosphat
CCK	Cholecystokinin
cfa	crude fat (Rohfett)
Cl	Chlorid
cp	crude protein (Rohprotein)
Cr_2O_3	Chromoxid
d	Tag
D	Enzymdosierung
D1	niedrigste Dosierung
D2	mittlere Dosierung
D3	höchste Dosierung
DGE	Deutsche Gesellschaft für Ernährung
DM	dry matter (Trockensubstanz)
EF	Erhaltungsfutter
EFSA	European Food Safety Authority
EP	Enzymprotein
EPI	exokrine Pankreasinsuffizienz
et al.	et alii
Fa.	Firma
FNB	Food and Nutrition Board
FFS	freie Fettsäure
FS	Fettsäure

ABKÜRZUNGSVERZEICHNIS

G	Gesamtprodukt
g	Gramm
GIT	Gastrointestinaltrakt
h	Stunde
H_2O	Wasser
HCl	Salzsäure
K-Tier	Kontrolltier
K-0 Tier	Kontrolltier im Versuch ohne Enzymzulage
kcal	Kilokalorie
kg	Kilogramm
KH	Kohlenhydrate
L	Liter
m^2	Quadratmeter
MCT	mittelkettige Triglyceride
MEP	Multienzymprodukt
mg	Milligramm
min	Minuten
MKS	Maul- und Klauenseuche
ml	Milliliter
mMEP	mikrobielles Multienzymprodukt
MW	arithmetischer Mittelwert
n	Anzahl
Nr.	Nummer
oS	organische Substanz
p	Irrtumswahrscheinlichkeit
pH	potentia hydrogenii
PL-Tier	pankreasgangligiertes Tier
PL-0 Tier	pankreasgangligiertes Tier im Versuch ohne Enzymzulage
pMEP-B	Versuch porcines Multienzymprodukt-Basis
pMEP-I	Versuch porcines Multienzymprodukt-Fütterungsintervall
prc.	praecaecal
Ra	Rohasche
Rfe	Rohfett

ABKÜRZUNGSVERZEICHNIS

Rp	Rohprotein
s.	siehe
Tab.	Tabelle
TS	Trockensubstanz
uS	ursprüngliche Substanz
ÜZ	Übergangszustand
VD	Versuchsdiät
VDLUFA	Verband Deutscher Landwirtschaftlicher Untersuchungs- und Forschungsanstalten
VQ	Verdaulichkeit
Wdf.	Wiederfindung
WHO	World Health Organisation
z.B.	zum Beispiel

1 EINLEITUNG

Als exokrine Pankreasinsuffizienz (EPI) wird eine Erkrankung des Pankreas bezeichnet, die im Rahmen einer chronischen Pankreatitis durch fortschreitende Zerstörung der Azinuszellen oder aber auch spontan durch akute Erkrankungen des Pankreas entsteht. Folgen der EPI sind eine Maldigestion und –absorption, vorrangig von Fetten, wodurch das klinische Leitsymptom, die Steatorrhöe, ausgelöst wird. Betroffen ist darüber hinaus aber auch die Verdauung von Proteinen und Kohlenhydraten (DIMAGNO et al. 1977, GREGORY et al. 2002). Die Prävalenz dieser in zunehmendem Maß beim Menschen und auch beim Haustier diagnostizierten Erkrankung (WORNING 1990) wird bei Ersterem zwischen 0,04 % (SARLES 1973) und 5 % (OLSEN 1978) angesiedelt.

Die konservative Therapie der an EPI erkrankten Patienten ist rein symptomatisch. Im Vordergrund steht die Verbesserung der Lebensqualität, was einerseits durch die orale Substitution fehlender Enzyme (Lipasen, Proteasen, Amylasen) zur Kompensation beziehungsweise Verringerung des Mangels an pankreatischen Verdauungsenzymen, andererseits durch Analgetika erreicht werden soll (LAYER u. KELLER 2003). Die zu diesem Zweck kommerziell erhältlichen Multienzymprodukte (MEP) sind vorwiegend tierischer Herkunft mit einem fixen Verhältnis der Aktivitäten von Lipasen, Amylasen und Proteasen. Sowohl die Gewinnung aus dem Pankreas ausgewählter Schlachtschweine als auch das fixe Verhältnis der Enzyme bergen vielfältige Nachteile. Besonders hervorzuheben sind hier die Aspekte der Qualitätssicherung und des Verbraucherschutzes, wie beispielsweise das nicht gänzlich auszuschließende Risiko einer Kontamination mit Infektionserregern sowie die Inaktivierung von Lipasen in Gegenwart proteolytischer Enzyme (LAYER et al. 1986, LAYER et al. 1990, HOLTMANN et al. 1991, LAYER et al. 1992) und die divergierenden pH-Optima der jeweiligen Enzyme (DIMAGNO et al. 1977).

Eine Möglichkeit der Optimierung der enzymatischen Versorgung der an EPI Erkrankten - und zwar ohne die Nachteile des porcinen MEP und somit eine Alternative zu diesem - stellt die Entwicklung eines MEP mikrobiellen Ursprungs dar. Neben der Qualitätssicherung durch standardisierte Gewinnung eines mikrobiell gebildeten en-

EINLEITUNG

zymatischen Produkts sind als vorteilhaft die mögliche Reduktion der täglich einzunehmenden Enzympräparatmenge - durch die Auswahl und Kombination höchst effektiver Monoenzym-Komponenten - sowie die Anpassung an die global differierenden menschlichen Ernährungsgewohnheiten durch das Design substratspezifischer Enzymprodukte zu nennen.

In zahlreichen vorangegangenen Studien des Projekts hat sich dabei das pankreasgangligierte, ileocaecal fistulierte Miniaturschwein, bei dem sowohl die praecaecale Verdaulichkeit sowie die Verdaulichkeit über den gesamten Gastrointestinaltrakt (GIT) in vivo und nicht nur in vitro ermittelt wird, als geeignetes Modell für den Menschen erwiesen (TABELING 1998, FASSMANN 2001, HELDT 2001, MANDISCHER 2002, FUENTE-DEGE 2003, KAMMLOTT 2003, KARTHOFF 2004, BECKER 2005, ZANTZ 2006, CLASSEN 2008, KALLA 2009, KRAMER 2010, LOOCK 2010). Während der letzten Studien stand dabei die Entwicklung eines Schnelltests in vivo zur Überprüfung der Aktivität neuer Amylasen, Proteasen (BECKER 2005) und Lipasen (ZANTZ 2006) bzw. Multienzymprodukte (CLASSEN 2008) im Vordergrund. Die in diesen Schnelltests als besonders effektiv beurteilten Monoenzyme mikrobieller Herkunft wurden nun zu einem mikrobiellen Kombinationsprodukt vereinigt, das im Fokus der vorliegenden Studien stand. Dabei sollten folgende Fragen geprüft bzw. geklärt werden:

- Ist durch dieses neue Kombinationsprodukt - im Vergleich zu dem bisher üblichen MEP porciner Herkunft - die praecaecale Verdaulichkeit sowie die Gesamtverdaulichkeit der Diät (KRAMER 2010) zu steigern?
- Kann bei Einsatz dieses mikrobiellen Multienzymproduktes die täglich vom Patienten einzunehmende Enzympräparatmenge reduziert werden?
- Hat im Falle einer EPI die Mahlzeitenfrequenz eine Bedeutung für die Verdaulichkeit der Nährstoffe?
- Ist es möglich, durch den Zusatz eines Emulgators die Effektivität einer Lipase, d. h. die Verdaulichkeit des Fettes, zu steigern?

2 SCHRIFTTUM

2.1 Aufbau und Funktion des Pankreas

Am Pankreas unterscheidet man den *endokrinen* Anteil, dessen Zellen etwa 2 % des Pankreasgewebes darstellen (BRANNON 1990) und deren Aufgabe die Synthese von Insulin, Glucagon und Somatostatin ist, und den *exokrinen* Anteil, bei dem es sich um eine tubuloazinäre, seröse Drüse handelt, in der das Pankreassekret gebildet wird. Letzterer setzt sich morphologisch und funktionell aus zwei Strukturelementen zusammen: den Azinuszellen, die Verdauungsenzyme und chloridreiche Sekrete synthetisieren, und den Gangepithelzellen, die vorwiegend Bicarbonat sezernieren. Das Pankreassekret ist farb- und geruchlos, gegenüber dem Plasma isoton und hat beim Menschen einen pH-Wert zwischen 8,0 und 8,3 (SIEGENTHALER u. BLUM 2006). Bei Schweinen ist der mittlere pH-Wert des Pankreassekrets mit 8,4 geringfügig höher als beim Menschen (HEE et al. 1982, GABERT et al. 1996). Der kationische Anteil des Sekrets besteht im Wesentlichen aus Natrium und Kalium, während der anionische Anteil durch Chlorid und Bicarbonat gebildet wird (HICKSON 1970). Hierbei ist die Rolle des Bicarbonats im Pankreassekret besonders hervorzuheben. Neben der Ausschwemmung der Enzyme liegt dessen entscheidende Bedeutung in der Abpufferung der erheblichen Säuremengen (CORRING u. BOURDON 1976), die mit der Ingesta aus dem Magen in das Duodenum gelangen, wodurch erst ein für die Aktivierung bzw. das Wirkoptimum der sezernierten Enzyme angemessener pH-Wert entsteht. Dies verdeutlicht die Wichtigkeit des Zusammenspiels der verschiedenen Anteile des Sekrets für die Verdauung insgesamt.

Im Pankreassekret befinden sich sowohl aktive Enzyme (α-Amylase, Triglycerid-Lipase und Colipase, Carboxylesterhydrolase, Ribonukleasen und Desoxyribonukleasen) als auch inaktive Proenzyme (Phospholipase A_2, Pro-Carboxypeptidase A_1, A_2, B_1, B_2, Trypsinogen 1, 2 und 3, Chymotrypsinogen und Pro-Elastase), die durch Trypsin aktiviert werden (s. Abb. 1). Anfangspunkt dieser kaskadenartig verlaufenden

Reaktion ist die im Duodenum stattfindende Aktivierung von Trypsinogen zu Trypsin durch die duodenale Enterokinase (STRYER 1995, SIEGENTHALER u. BLUM 2006).

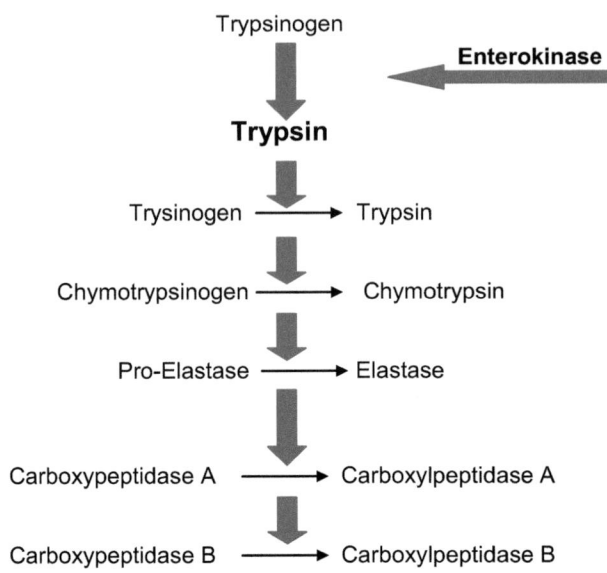

Abb. 1: Aktivierungskaskade von Proteasen im Duodenum, ausgelöst durch die Aktivierung von Trypsinogen (nach SIEGENTHALER u. BLUM 2006)

Die Gesamtaktivität der lipolytischen, proteolytischen und amylolytischen Enzyme im Pankreassekret ist jedoch nicht konstant, es erfolgt eine Adaption der Enzymsekretion an die Zusammensetzung der Nahrung. Dies wurde sowohl für die Lipaseaktivität (MOUROT u. CORRING 1979, CORRING 1980, HEE et al. 1988, FLORES et al. 1988, CORRING et al. 1989, OZIMEK et al. 1995, GABERT u. HEDEMANN 1999) als auch für die Amylase- (FLORES et al. 1988) und Proteaseaktivität (AUMAITRE

1971) nachgewiesen. Eine weitere Regulation der Pankreassekretion erfolgt auf hormonellem Weg über Sekretin und Cholecystokinin (CCK). Die Synthese von *Sekretin* erfolgt, stimuliert durch einen aziden pH-Wert, Gallensäuren und Fettsäuren, in den S-Zellen des oberen Duodenums (DETTMER et al. 2005). Nach hämatogenem Transport des Hormons zum Pankreas bindet dieses an seinen spezifischen Rezeptor, der durch die daraus resultierende Konformationsänderung die membranständige Adenylat-Cyclase aktiviert. Dies führt zum Konzentrationsanstieg des second-Messengers c-AMP, infolgedessen es zur Erhöhung der Durchblutung sowie der Enzym- und Bicarbonatsekretion kommt (DREILING u. MESSER 1978, KLINKE et al. 1996). Eine Erhöhung des duodenalen pH-Werts über 4,5 bedingt die Hemmung der Sekretinfreisetzung. Da Sekretin insbesondere die Sekretion von Bicarbonat, Wasser und Elektrolyten beeinflusst, führt eine niedrige Sekretin-Konzentration über die Hemmung der Freisetzung von Bicarbonat und dem damit einhergehenden weiteren Anstieg des duodenalen pH-Werts zwangsläufig zur Hemmung der enzymatischen Aktivität. *CCK* wird, stimuliert durch den Kontakt von freien Fettsäuren, Peptiden und aromatischen Aminosäuren mit der duodenalen Mukosa (CORRING et al. 1989, JAKOB et al. 2000) sowie einem aziden duodenalen pH-Wert, in den I-Zellen des Duodenums synthetisiert und führt nach hämatogenem Transport zum Pankreas über den intrazellulären Mediator Guanosin 3'5'-Monophosphat zur Stimulation der Bicarbonat- und Enzymsekretion sowie zur Steigerung des Wachstums des Pankreas (RAYFORD et al. 1976, KLINKE et al. 1996). Liegt im Duodenum eine hohe Konzentration an freiem Trypsin vor, kommt es zur negativen Rückkopplung, welche die Freisetzung von CCK hemmt (KLINKE et al. 1996).

2.2 Die exokrine Pankreasinsuffizienz (EPI)

2.2.1 Entstehung und Ursachen

Die EPI des Menschen entsteht am häufigsten durch fortschreitende Zerstörung des Pankreasparenchyms aufgrund akuter oder chronischer Pankreatitis (MAYERLE u. LERCH 2001). Jährlich erkranken 0,01- 0,046 % der Bevölkerung an akuter EPI, davon entwickeln sich 13-27 % der akuten Fälle zu einer chronischen Pankreasinsuffizienz, wobei die Prävalenz im Alter steigt (MAYERLE u. LERCH 2001, ROTHENBACHER et al. 2005). In 80 % dieser Fälle sind ein exzessiver Alkoholkonsum (SINGER u. MÜLLER 1995) oder Gallensteine ursächlich für die Entstehung der chronischen EPI (MAYERLE u. LERCH 2001). Weitere mögliche Auslöser der Erkrankung sind nach DIMAGNO et al. (1977), PEREZ et al. (1983), LAYER et al. (1994), LEIDINGER (1997), FRIESS et al. (2001), LANKISCH (2001a), DIMAGNO (2003) und LAYER u. KELLER (2003):

- Mukoviszidose (Cystische Fibrose)
- Infektiöse Genese
- Traumata des Pankreas
- Obstruktionen des Pankreasgangs
- Autoimmune Genese
- Morbus Crohn
- duodenale Hyperacidierung
- postoperative Zustände nach gastrointestinalen Operationen, z. B. Ektomien
- kongenitale Insuffizienz
- hereditäre Ursachen

2.2.2 Pathogenetisch wichtige Mechanismen bei exokriner Pankreasinsuffizienz

In Folge des Mangels an pankreatischen Enzymen sowie der durch den Bicarbonatmangel fehlenden Anhebung des pH-Wertes im Duodenum und der damit einhergehenden eingeschränkten Residualaktivität der pankreatischen Enzyme bzw. kompensatorisch wirkender Enzyme aus Speichel, Magen, Dünndarmmukosa sowie der Veränderung der Intestinalflora kommt es zur Maldigestion mit nachfolgender Malabsorption von Fetten, Proteinen und Kohlenhydraten (FREUDIGER 1991). Die Symptomatik der an EPI erkrankten Menschen wird durch die aus bisher ungeklärten Ursachen (BOVO et al. 1994) auftretende Hypersekretion von Magensäure verstärkt (COX u. ISENBERG 1978, SAUNDERS et al. 1978, RADUN et al. 1997).

Innerhalb der Gruppe der pankreatischen Enzyme bestehen jedoch Unterschiede bezüglich des Ausmaßes der Aktivitätseinschränkung bei EPI. Besonders eingeschränkt ist die Aktivität der Lipase, was vielfältige Ursachen hat:

- die Lipasesekretion geht im Verlauf der Erkrankung schneller zurück als die der Amylasen und Proteasen (DIMAGNO et al. 1993)

- während Amylasen und Proteasen weniger stark durch eine Hydrolyse inaktiviert werden (LAYER et al. 1990), wird die Lipase, das pankreatische Enzym mit der größten Säurelabilität, durch den reduzierten intraduodenalen pH-Wert stärker als andere Enzyme inaktiviert (DIMAGNO 1977)

- Zerstörung der Lipasen vor Wirkungseintritt durch endogene Proteasen (THIRUVENGADAM u. DIMAGNO 1988, LAYER et al. 1990)

- die durch den erhöhten pH-Wert im Chymus forcierte Ausfällung glycinkonjugierter Gallensäuren stört die Mizellenbildung, wodurch die Fettresorption zusätzlich reduziert wird (REGAN et al. 1979, ZENTLER-MUNRO et al. 1984, NAKAMURA et al. 1993)

- eine Kompensation des Verlusts an pankreatischer Lipase ist durch linguale und gastrische Lipasen nur partiell möglich (ABRAMS et al. 1987) und durch deren Säurelabilität begrenzt, ebenso wenig können extrapankreatische Enzyme den Mangel an pankreatischen Proteasen ausgleichen (TABELING 1998, MOESSELER et al. 2006), lediglich der Verlust der pankreatischen Amylasen kann durch Amylasen aus den Speicheldrüsen, mikrobielle Fermentation und die enzymunabhängige Aufnahme der Einfachzucker aus der Nahrung größtenteils kompensiert werden.

2.2.3 Auswirkungen einer reduzierten enzymatischen Aktivität im Intestinaltrakt

Die Effekte fehlender pankreatischer Enzyme im Rahmen einer EPI wurden anhand zahlreicher durchgeführter Studien zu dieser Erkrankung an pankreasgangligierten Miniaturschweinen detailliert geprüft (TABELING 1998, FASSMANN 2001, HELDT 2001, MANDISCHER 2002, FUENTE-DEGE 2003, KAMMLOTT 2003, KARTHOFF 2004, BECKER 2005, ZANTZ 2006, CLASSEN 2008, KALLA 2009, KRAMER 2010, LOOCK 2010). Diese Auswirkungen lassen sich wie folgt zusammenfassend darstellen:

- *deutliche Reduktion der Rohfett-Verdaulichkeit*

  Die scheinbare praecaecale Rohfett-Verdaulichkeit bei Kontrolltieren variierte je nach Fettgehalt bzw. -zusammensetzung der Diät zwischen 88,2 und 98,3 %, bei pankreasgangligierten Tieren ging diese auf Werte zwischen 19,4 und 43 % zurück.

- *deutliche Reduktion der Rohprotein-Verdaulichkeit*

  Zu einer ebenfalls deutlichen Reduktion kam es bei der praecaecalen Verdaulichkeit von Rohprotein (Rp). Während die praecaecale Rp-Verdaulichkeit bei Kontrolltieren je nach Diät zwischen 79 und 82 % betrug, sank diese bei pankreasgangligierten Tieren auf Werte zwischen 26 und 41 % ab. Zudem kam es im praecaecalen Bereich zu einem deutlichen Anstieg der endogenen N-Verluste (LOOCK 2010).

- *deutliche Reduktion der praecaecalen Stärke-Verdaulichkeit*

  Abhängig von den in verschiedenen Versuchen eingesetzten Stärkequellen und dem Stärkegehalt des Mischfutters variierte die praecaecale Stärke-Verdaulichkeit bei den Tieren mit Pankreasgangligatur stark, sie erreichte zwischen 33 % und 61 %, während bei Kontrolltieren eine von der Stärkequelle unabhängige praecaecale Verdaulichkeit von ca. 90 % und mehr ermittelt wurde (KRAMER 2010). Bedingt durch die Fermentation im Dickdarm betrug die Verdaulichkeit von Stärke über den gesamten Gastrointestinaltrakt jedoch auch bei pankreasgangligierten Tieren stets nahezu 100 %.

Auf Grund der primären Bedeutung der pankreatischen Lipase für die Fettverdauung und das Fehlen jeglicher Mechanismen zur Kompensation des Verlustes der Lipaseaktivität ist bei EPI-Erkrankten die Steatorrhöe das klinisch erste und bedeutendste Symptom (DIMAGNO et al. 1977, GREGORY et al. 2002). Auswirkungen der Protein- und Kohlenhydratmaldigestion treten erst bei weiterem Voranschreiten der Erkrankung auf, da die bereits aufgeführten Gründe (s. 2.2.2) einen geringeren Aktivitätsverlust der Amylasen und Proteasen gegenüber Lipasen bedingen. Des Weiteren ist besonders auf die mikrobielle Fermentation von Stärke im Dickdarm hinzuweisen, durch die dem porcinen Organismus 85 % der physiologischerweise durch enzymatischen Abbau gewonnenen Energie zur Verfügung stehen. Weitere, ebenfalls unabhängig von der Ätiologie der Erkrankung auftretende Symptome sind Abmagerung, Konditionsverlust und Meteorismus (LÖSER u. FÖLSCH 1995). Im Endstadium kann es sowohl zur direkten (Zerstörung des Pankreasgewebes betrifft auch die Langerhans-Zellen) als auch zur indirekten (katabole Stoffwechsellage durch Maldigestion) Beeinträchtigung des Glucosestoffwechsels (RADUN 1997), zu Motilitätsstörungen des Gastrointestinaltrakts (MALLINSON 1968, KNOX u. MALLINSON 1971) sowie zu einem Mangel an Vitamin- und Spurenelementen kommen (FREUDIGER 1971, DUTTA et al. 1982, WESTERMARCK et al. 1993, NAKAMURA et al. 1996, LAYER et al. 1997, RUTZ et al. 2000, LAYER u. KELLER 2003, KARTHOFF 2004). Diese klinischen Symptome treten jedoch erst auf, wenn etwa 90 % des Pankreasgewebes zerstört sind (FREUDIGER 1991), was nach DIMAGNO et al. (1973) durch die den Bedarf an Verdauungsenzymen um ein Vielfaches übersteigende physiologische

Sekretionsleistung des Pankreas begründet ist. Diese lange Zeit anerkannte Theorie der „physiologischen Hypersekretion" wird allerdings durch neuere Studien in Frage gestellt. In einer von CARRIERE et al. (2001) durchgeführten Arbeit wurde die Hälfte der physiologischerweise durch das humane Pankreas sezernierten Menge von 600.000 bis 750.000 I.E. FIP (spezifische Lipaseaktivität) pro Mahlzeit durch die Applikation von Orlistat$^{®}$[1] inhibiert. Dadurch kam es zu Absinken der duodenalen Lipolyse der Nahrungstriglyceride um 50 % und zum proportionalen Anstieg der Fettexkretion, was die exakte Korrelation von duodenal gemessener lipolytischer Aktivität und Fettverdaulichkeit belegt und damit die These DIAMAGNOs et al. (1973) widerlegt. Die hohe Sekretionsleistung des Pankreas führen CARRIERE et al. (2005) auf die niedrige spezifische Aktivität der humanen pankreatischen Lipase zurück.

Die bei EPI-Erkrankten beschriebenen, vielfältigen klinischen Symptome resultieren, wie aus zahlreichen vorangegangenen Studien am Modelltier pankreasgangligiertes Miniaturschwein ersichtlich wurde, aus Veränderungen an Chymus, Intestinalflora und Kot. Im Chymus kommt es neben der bereits erläuterten Änderung des pH-Werts auch zum Anstieg der Gesamtmenge und des TS-Gehalts, was eine Folge der verringerten Rohnährstoffabsorption und, bezüglich des TS-Gehalts, der reduzierten Pankreassekretion ist (TABELING 1998, MANDISCHER 2002, MÖSSELER et al. 2006). Durch Malabsorption der Nährstoffe, Ausscheidung der vermehrt vorhandenen Mikroorganismen und der erhöhten Flüssigkeitsmenge (die aus beschleunigter Darmpassage und der osmotischen Wirkung nicht absorbierter Nährstoffe resultiert) ist zwar die Kotmenge im Vergleich zu Kontrolltieren stark erhöht, der TS-Gehalt aber eher niedriger (TABELING 1998, MANDISCHER 2002, MOESSELER et al. 2006). Sowohl PONGPRASOBCHAI und DIMAGNO (2002) als auch MANCILLA et al. (2008) konnten belegen, dass EPI-Erkrankte prädisponiert sind, eine als small intestinal bacterial overgrowth (BO) bezeichnete Veränderung der Intestinalflora zu entwickeln, die sich durch den Anstieg der bakteriellen Besiedlung des Dünndarms auf über 10^5 keimbildende Einheiten pro Milliliter Chymus manifestiert (QUIGLEY u. QUERA 2006) und aus dem Wegfall der „antimikrobiellen" Wirkung des Pan-

---

[1] chemische Bezeichnung: (2S)-2-Formylamino- 4-methylpentansäure- (1S)-1-{[(3S,4S)-3-hexyl-2-oxo-4-oxetanyl] methyl} dodecylester), Wirkmechanismus: Inaktivierung der gastrischen und pankreatischen Lipasen durch kovalente Bindung an deren aktives Zentrum (SIGMA ALDRICH 2010)

kreassekrets im Dünndarm resultiert, wodurch die bereits durch EPI bestehende Diarrhöe sowie Malabsorption verstärkt werden (BURES et al. 2010). MANCILLA et al. (2008) stellen die These auf, dass dieser BO möglicherweise die häufig trotz enzymatischer Substitutionstherapie anhaltende Symptomatik bei EPI Patienten bedingt.

Die bedingt durch das Fehlen pankreatischer Enzyme vermehrt in den Dickdarm übertretenden Substrate haben eine vorrangig osmotisch bedingte Diarrhöe zur Folge (KIRSCH 1990). Des Weiteren haben die vermehrt anflutenden Substrate eine Veränderung der mikrobiellen Besiedlung sowie eine forcierte mikrobielle Fermentation zur Folge (RUTZ et al. 2000), wobei die Veränderung der mikrobiellen Besiedlung auch zur sekretorischen Diarrhöe führen kann (KIRSCH 1990). Die forcierte mikrobielle Fermentation ist, neben der Bildung des stoffwechselbelastenden Fermentationsprodukts Ammoniak, nicht als prinzipiell nachteilig zu beurteilen, da auf diesem Wege flüchtige Fettsäuren (FFS) gebildet werden und die gewonnene Energie durch den Organismus genutzt werden kann (TABELING 1998, KAMPHUES et al. 2009).

2.3 Therapie der exokrinen Pankreasinsuffizienz

2.3.1 Etablierte Maßnahmen und Therapien

Enzymatische Substitutionstherapie

Da EPI-Erkrankte, unabhängig von der Ätiologie der Erkrankung, einen absoluten Mangel an pankreatischen Verdauungsenzymen haben, ist das Ziel der Therapie das Wiederherstellen bzw. Imitieren physiologischer Verhältnisse im GIT (LAYER et al. 1994). Dieses wird durch die orale Substitutionstherapie von Verdauungsenzymen - vorrangig durch den Einsatz eines Multienzymprodukts, bestehend aus in einem fixen Verhältnis vorliegenden Lipasen, Proteasen und Amylasen - angestrebt (LAYER u. KELLER 2003). Als Indikation für eine derartige Therapie wird das Vorliegen klinischer Symptome der EPI, insbesondere des Leitsymptoms, der Steatorrhöe, betrachtet (LANKISCH 1993, MÖSSNER 1994, LÖSER u. FÖLSCH 1995). Des Weiteren wird die Enzymsupplementierung vorgenommen, um die Sekretionsleistung des Pankreas in Folge einer Feedback-Reaktion zu reduzieren und dadurch eine Druckentlastung zu schaffen, was sowohl im Rahmen einer Schmerztherapie bei EPI als auch zur postoperativen Entlastung nach Eingriffen am GIT induziert ist (SLAFF et al. 1984, DOBRILLA 1989, LEBENTHAL et al. 1994). Bedingt durch die herausragende Bedeutung des Rückgangs der Aktivität der Lipase im Dünndarm ist die Substitutionstherapie vorrangig auf das Erreichen einer ausreichend hohen Lipaseaktivität ausgerichtet. In diesem Zusammenhang wird die Verabreichung eines Multienzymprodukts mit 25.000 bis 40.000 IE lipolytischer Aktivität, 1.700 bis 2.700 IE proteolytischer Aktivität und 25.000 bis 40.000 IE amylolytischer Aktivität pro Mahlzeit empfohlen (LAYER u. HOLTMANN 1994, LAYER et al. 2001). Laut RADUN et al. (1997) sowie LAYER und KELLER (2003) kommt es durch diese Enzymsubstitution zur deutlichen Steigerung der Fett-, Stärke- und Proteinverdaulichkeit, wobei bezüglich der Fettverdauung jedoch nicht das Niveau eines gesunden Organismus erreicht wird (LAYER u. KELLER 1999, 2001, FERRONE et al. 2007).

Diätetik

In mehr als 80 % der Fälle der an EPI erkrankten Menschen ist die ausreichende Behandlung durch eine spezielle Diät und der parallel stattfindenden Enzymsupplementierung gewährleistet, 10 - 15 % der Patienten benötigen vorübergehend eine enterale flüssige Ernährung (enteral tube feeding) und nur 5 % benötigen zeitweise eine parenterale Ernährung. Liegt eine leichte Form der Erkrankung vor, so kann bereits eine alleinige „diätetische Behandlung" ausreichend sein (MEIER et al. 2006). Neben der Umstellung der Ernährungsgewohnheiten und der zwingend notwendigen lebenslangen Alkoholkarenz ist die Grundlage der diätetischen Empfehlungen eine hohe Mahlzeitenfrequenz - wobei mindestens 5 - 6 Mahlzeiten täglich angestrebt werden sollten - bei möglichst geringer Mahlzeitengröße (WELSCH 1986, DIMAGNO et al. 1993, MEIER et al. 2006). Die Supplementierung mit den fettlöslichen Vitaminen A, D, E, K und dem wasserlöslichen Vitamin B_{12} sowie die erhöhte Zufuhr essentieller Fettsäuren (SOMMER 1997, KOLETZKO u. REINHARDT 2001, MEIER 2002) ist ebenso notwendig wie die bedarfsdeckende Einnahme von Calcium, Magnesium und Eisen (WILLIG 2008). Die Grundlage der Diät ist eine leicht abgewandelte Vollkost, die alle essentiellen Nahrungsbestandteile in ausreichender Menge enthält und individuell, abhängig vom Schweregrad der Erkrankung und patientenspezifischen Unverträglichkeiten, zusammengestellt werden muss. Hierbei ist zu beachten, dass auch die Energiezufuhr dem Bedarf angepasst sein sollte (DRESCHER u. SOMMER 2009). Bei der Erstellung eines Diätplans ist zu beachten, dass die einzelnen Komponenten hochverdaulich sein müssen und die Diät kohlenhydrat- und proteinreich sein sollte (MEIER 2002), wobei empfohlen wird, dass Kohlenhydrate den Hauptanteil der täglich notwendigen Energiemenge liefern, um der Gefahr eines Energiemangels durch eine reduzierte Fettresorption entgegenzuwirken. Die empfohlene täglich aufzunehmende Proteinmenge beträgt 100 - 150 g und sollte sich aus magerem Fleisch und Fisch, Eierspeisen, Milch- und Sojaprodukten zusammensetzen[2]. Geeignete Kohlenhydrat-Quellen sind gekochte Kartoffeln, gekochter Reis, nicht blähendes, gedünstetes Gemüse und geschältes Obst sowie Zucker und Honig (WELSCH 1986, DRESCHER u. SOMMER 2009). Auf Grund ihrer geringen Energiedichte und teilweise blähenden Wirkung sollte die täglich aufgenommene Menge

---

[2] alle Empfehlungen zur Ernährung beziehen sich auf Menschen mit einer Körpermasse von 70 kg bei leichter Arbeit

an Ballaststoffen maximal 10 g betragen, was den Verzicht auf Vollkornprodukte und das Schälen von Obst und Gemüse notwendig macht. Da Patienten mit fortgeschrittener chronischer EPI häufig bereits Symptome einer Malnutrition aufweisen und auf den Energieträger Fett nicht verzichten können, wird aktuell, gegenläufig zu den diätetischen Ansätzen früherer Zeit (MAROTTA u. FLOCH 1989, SOMMER 1997), empfohlen, den Anteil des Fettes in der Nahrung doch nicht grundsätzlich zu reduzieren (KASPER u. BURGHARDT 2009). Des Weiteren soll nach BRUNO et al. (1995) sowie RADUN u. MALFERTHEINER (1996) auf die Aufnahme leichtverdaulicher Fette geachtet werden. Ein für EPI-Erkrankte besonders gut verdauliches Fett ist nach KRAMER (2010) Leinöl. Ebenso konnte dieser Autor nachweisen, dass freie Fettsäuren (FFS) auf Grund der strukturellen Unterschiede zu Triglyceriden deutlich besser resorbiert werden, da eine weitere Spaltung zur Aufnahme in die Zellen der Darmwand bei FFS nicht notwendig ist. Hierbei ist allerdings zu beachten, dass die Aufnahme von FFS sowohl zu Akzeptanzproblemen führt als auch Nebenwirkungen (Erbrechen, Übelkeit) haben kann. Erst in zweiter Linie soll, bei anhaltender Malabsorption und daraus resultierenden Beschwerden, eine Reduktion der täglich aufgenommenen Fettmenge auf 50-75 g erfolgen (BRUNO et al. 1995, KASPER u. BURGHARDT 2009). Bleibt die Steatorrhöe trotz dieser Fettreduktion bestehen, wird der Einsatz mittelkettiger Triglyceride (MCT) zum Ersatz der langkettigen Fettsäuren des Nahrungsfetts empfohlen (BRUNO et al. 1995, RADUN et al. 1997, SOMMER 1997, KLING 2001, MEIER 2002). MCT setzen sich aus 6 - 12 C-Atomen zusammen (SAILER u. BERG 1973, BACH 1982) und werden aus Kokosfett und Palmkernöl gewonnen. Durch ihren Aufbau können MCT ohne vorherige Aufspaltung durch Lipasen und Colipasen sowie Gallensalze über die Darmwand resorbiert und hämatogen zur Leber transportiert werden, wo sie zur unmittelbaren mitochondrialen Energiegewinnung herangezogen werden (BACH u. BABAYAN 2002, MEIER 2002). Die nach SOMMER (1997) für eine optimale Absorption der MCT notwendige Lipaseaktivität wird in einer Studie von MEIER (2002) bestritten, in der er eine effektive Resorption der MCT ohne jede Einwirkung von Lipasen, Colipasen und Gallensalzen beschreibt. Auch die Absorption der fettlöslichen Vitamine A, D, E und K wird durch die Aufnahme von MCT positiv beeinflusst. Nachteilig sind neben dem niedrigeren Energiegehalt der MCT (8,3 kcal/g) gegenüber langkettigen Fettsäuren (9,2 kcal/g) deren nachteilige sensorische Eigenschaften, die ohne Qualitätsverlust maximal mögliche Erhitzung auf 100°C sowie die Nebenwirkungen (Bauchschmerzen, Übelkeit, Erbrechen) bei Aufnahme größerer Mengen (BACH u. BABAYAN 1982, SOMMER 1997). In einer von KRAMER (2010) durchgeführten Studie verweigerte ein Teil der eingesetzten Miniaturschweine bei einem 19 %igen MCT-Gehalt (entspricht 29,9 g) in der eingesetzten Diät die Futteraufnahme. Eine Deckung des Bedarfs an essentiellen Fettsäuren können MCT nicht gewährleisten, aus diesem Grund wird ein Zusatz von etwa 3 % Linolsäure zu den Mahlzeiten angeraten (SOMMER 1997, MEIER 2002). Die empfohlene Tagesmenge der MCT beträgt 50 - 70 g Margarine und 20 - 30 g Öl.

2.3.2 Frequenz der Mahlzeiten

Aufgenommene Nahrung und Flüssigkeiten gelangen nach der Passage durch den Oesophagus in den Magen. Durch die Motilität des Magens wird die Nahrung mit den Sekreten der Magenschleimhaut vermischt sowie zerkleinert und daraufhin ins Duodenum weiterbefördert (RIEDE 1995).

Funktionell gliedert man den Magen in einen proximalen und einen distalen Anteil (RUPPIN 1990). Die Funktion des proximalen Magens, welcher die Kardia, den Fundus und das proximale Corpusdrittel umfasst, besteht in der Speicherung der aufgenommenen Nahrung. Diese Speicherfunktion ist durch folgenden Mechanismus möglich: dehnungssensible Rezeptoren des Pharynx und des oberen Oesophagus verursachen bereits während des Schluckakts über einen Reflexbogen des Nervus vagus eine Reduktion des Ruhetonus. Diese rezeptive Relaxation dient der Aufrechterhaltung konstanter Druckverhältnisse im Magen. Eine weitere Relaxation wird postprandial über dehnungssensible Rezeptoren des Magens sowie über die Peptidhormone Cholecystokinin und Gastrin vermittelt (Akkommodation). Nach der rezeptiven Relaxation sowie der Akkommodation kommt es zur langsam zunehmenden Kontraktion der Muskulatur. Diese Kontraktion bedingt ein gastroduodenales Druckgefälle, welches zu Entleerung der flüssigen Phase des Mageninhalts führt (RUPPIN

1990, YOUNG 1994). Der distale Magen dient der Durchmischung, Homogenisierung sowie Emulgation des Chymus. Die Muskulatur ist zur autonomen Bildung von „slow waves" fähig, zur Kontraktion kommt es jedoch erst durch die Überlagerung mehrerer Aktionspotentiale. Während der terminalen antralen Kontraktion drückt das Antrum gegen den geschlossenen Pylorus, wodurch Chymuspartikel gegen Letzteren komprimiert und in den proximalen Magen zurückverlagert werden. Somit dient die terminale antrale Kontraktion der Zerkleinerung des Chymus und nicht der Entleerung des Magens. Während der digestiven Phase verlassen nur Partikel mit einer Größe von weniger als 1-2 mm den Magen, größere, solide Bestandteile des Chymus werden durch eine langsame Kontraktion während der interdigestiven Phase, die zyklisch in 1-2 stündigen Abständen auftritt, in das Duodenum abgegeben.

Während in einigen älteren Arbeiten

- eine positive Korrelation des pro Zeiteinheit aufgenommenen Volumens einer Mahlzeit und des pro Zeiteinheit in das Duodenum abgegebenen Volumens (HUNT 1954) sowie
- eine aus der schnellen Magenentleerung bei der Aufnahme großer Mahlzeiten resultierende Überschreitung der duodenalen Verdauungs- und Resorptionskapazitäten (MOORE 1980)

bestätigt werden, stehen in aktuellen Studien regulierende Feedbackmechanismen des Dünndarms auf die Magenentleerung im Vordergrund.

Die Entleerung des Magens ist ein Zusammenspiel aus proximaler gastraler Kontraktion und pyloroduodenaler Erschlaffung (RUPPIN 1990) und wird durch mehrere Faktoren beeinflusst:

- Zusammensetzung des Chymus
    - Flüssigkeit wird exponentiell aus dem Magen in das Duodenum entleert, während feste Bestandteile des Chymus nach einer Verzögerung linear weitergegeben werden (HOUGHTON 1988, RUPPIN 1990)

- o Fett verweilt länger im Magen als Eiweiß und Kohlenhydrate (CALBERT 1997, RUPPIN 1990)
- o Ballaststoffe und Partikel mit einer höheren Dichte verlassen den Magen langsamer (DEVEREUX 1990, BENINI 1995)
- Feedbackmechanismen des Dünndarms regulieren die Öffnung des Pylorus und verhindern so eine Überschreitung der Verdauungskapazität (BREVES u. DIENER 2010)
  - o pH-Wert, Osmolarität und Menge des Chymus sowie darin enthaltene Aminosäuren und Fettsäuren wirken über chemische und physikalische Rezeptoren im Dünndarm auf die Magenentleerung (STRASSNER 2010)
  - o CCK wird durch den Kontakt von freien Fettsäuren, Peptiden und aromatischen Aminosäuren mit der duodenalen Mukosa sowie einen aziden pH-Wert freigesetzt und führt zum Erschlaffen des Magenspeichers (CORRING et al. 1989, JAKOB et al. 2000, STRASSNER 2010)
  - o

Neben der durch die Einnahme mehrerer kleiner Mahlzeiten möglichen Entlastung des Magenspeichers, was für die ohnehin unter Oberbauchschmerzen, Völlegefühl und weiteren gastrointestinalen Beschwerden leidenden EPI-Patienten eine bedeutende Rolle spielt (MALLINSON 1968, KNOX u. MALLINSON 1971, WELSCH 1986, DIMAGNO et al. 1993, LÖSER u. FÖLSCH 1995, MEIER 2006), sprechen weitere Faktoren für die Verteilung der täglichen Nahrung auf mehrere kleine Mahlzeiten.

Zahlreiche Studien an pankreasintakten Individuen belegen einen Zusammenhang zwischen der Aufnahme von zahlreichen kleinen Mahlzeiten und einer gesteigerten Gesamtsekretion von Bicarbonat und Enzymen durch das Pankreas, die zu einer gesteigerten Verdaulichkeit der Rohnährstoffe führen (CORRING et al. 1972, HEE et al. 1988, BOTERMANS et al. 1999). Erhielten jedoch Schweine nur eine Mahlzeit im Lauf eines Tages, so wurde ein relativ kontinuierlicher Fluss von Pankreassekret nachgewiesen (CORRING 1980). THAELA et al. (1995) konnten einen biphasischen

Rhythmus der Pankreassekretion beim Schwein nachweisen. Phase 1 ist direkt nach der Fütterung angesiedelt und durch ein großes Sekretvolumen mit einem hohen Enzymgehalt gekennzeichnet, während in Phase 2, die zwischen den Mahlzeiten einzuordnen ist, eine herabgesetzte Sekretion von Bicarbonat und pankreatischen Enzymen vorliegt.

In der Humanmedizin existieren zahlreiche Studien sowie Empfehlungen zur Mahlzeitenfrequenz und zur Häufigkeit der Einnahme von Enzympräparaten für an EPI Erkrankte. LANKISCH und LEMBCKE (1984) halten die Aufnahme mehrerer kleiner Mahlzeiten gegenüber der Ernährung durch einige wenige Hauptmahlzeiten für vorteilhaft. Während DOBRILLA (1989) die Einnahme der Enzympräparate zu jeder Haupt- und Zwischenmahlzeit anrät, sind LÖSER und FÖLSCH (1991) sogar der Annahme, dass eine fraktionierte Einnahme der pro Mahlzeit empfohlenen Enzymmenge während der Nahrungsaufnahme deren Wirkung optimiert. Die diätetischen Empfehlungen für EPI-Patienten in der Tiermedizin (insbesondere Hunde) raten ebenfalls zur Fütterung von zahlreichen kleinen Mahlzeiten, da diese das Überschreiten der Kapazitäten des Dünndarms verhindern (MOORE 1980) sowie eine bestehende, EPI-bedingte Diarrhöe besser kontrollierbar machen (SHERDING 1979). Dem entgegen stehen die Ergebnisse einer vom KAMMLOTT (2003) durchgeführten Studie an Miniaturschweinen, in der kein positiver Effekt einer über den Tag verteilten fraktionierten Fütterung und Enzymsubstitution beobachtet werden konnte.

2.3.3 Beurteilung der enzymatischen Substitutionstherapie

Der Schwerpunkt dieses Abschnitts liegt, neben der Beschreibung der grundlegenden Anforderungen an ein Enzympräparat, auf den aktuell eingesetzten Produkten zur enzymatischen Therapie der EPI und der Frage, inwiefern diese den grundlegenden Anforderungen entsprechen. In der Substitutionstherapie der EPI unterteilt man die eingesetzten Produkte in die Gruppe der Multienzymprodukte (siehe 2.3.3.2), die in der Regel alle drei Spezifitäten pankreatischer Enzyme enthalten, und jene der Monoenzymprodukte (siehe 2.3.3.3).

2.3.3.1 Anforderungen an Enzympräparate

Die vielfältigen und hohen Anforderungen an die ideale Formulierung der zur oralen Substitutionstherapie einsetzbaren Enzymprodukte resultieren neben den physiologischen Gegebenheiten und den durch eine EPI bedingten pathophysiologischen Veränderungen im GIT auch aus Aspekten des Verbraucherschutzes, der Akzeptanz durch die Öffentlichkeit und nicht zuletzt ökonomischen Interessen der Hersteller. LAYER u. HOLTMANN (1994), LEBENTHAL et al. (1994) sowie LAYER u. KELLER (2003) führen hierzu folgende Aspekte an:

- möglichst gute Durchmischung von Ingesta und Enzymen im Magen und paralleler Fluss von diesen in das Duodenum durch geeignete Partikelgröße
- Stabilität des Präparats gegenüber tiefen pH-Werten, Gallensalzen sowie Pepsin und pankreatischen Proteasen
- hohe Enzymkonzentration bzw. spezifische Aktivität sowie ein geeignetes Verhältnis von Lipasen, Amylasen und Proteasen zueinander
- fehlende/geringe Toxizität und Freisein von pathogenen Organismen
- geringe Unterschiede zwischen einzelnen Chargen bezüglich der Bioverfügbarkeit
- standardisierter Herstellungsprozess zur Sicherung der Qualität
- Lagerungsstabilität bei Raumtemperatur
- kostengünstige Produktion

Von entscheidender Bedeutung für die Wirksamkeit der Enzymprodukte ist neben deren optimaler Konzentration auch ihre jeweilige Bioverfügbarkeit zum Zeitpunkt der Substratanflutung im Duodenum, welche durch folgende Faktoren beeinflusst wird (LEBENTHAL et al. 1994):

- Quelle des Enzyms (bovin, porcin, fungal)

- Herstellungsprozess des Präparats
- galenische Zubereitung, insbesondere Coating
- Partikelgröße der Enzympäparation
- Zeitpunkt der Einnahme des Präparats
- Magenentleerungsrate sowie Magensäuresekretion
- intragastraler/intestinaler pH-Wert
- intestinale Motorik

2.3.3.2 Multienzympräparate

Multienzymprodukte sind seit Beginn des letzten Jahrhunderts bekannt und wurden nach anfänglicher Extraktion aus dem Pankreas von Rindern zunehmend aus dem porcinen Pankreas gewonnen. Dies entspricht auch den neueren Behandlungsempfehlungen (LAYER u. KELLER 2003), da die Zusammensetzung des Sekretes des bovinen Pankreas auf Grund der herbivoren Ernährungsweise in hohem Maß von dem des Menschen abweicht und insbesondere eine deutlich geringere lipolytische Aktivität aufweist als das porcine Pankreassekret (LAYER u. KELLER 2003), welches dem des Menschen sehr ähnlich ist (MOUGHAN et al. 1994). Zur geringen Verbreitung boviner Enzymprodukte tragen auch Bedenken der Verbraucher bezüglich ihrer möglichen Kontamination mit übertragbaren Pathogenen (BSE, MKS) bei. Der Einsatz boviner Pankreasenzyme bietet heute lediglich noch Mitgliedern bestimmter Glaubensrichtungen (Judentum, Islam) eine in der Wirksamkeit limitierte Alternative zu den aus religiösen Gründen nicht akzeptierten porcinen Produkten.

Ein als negativ zu beurteilender Aspekt ist allerdings allen pankreatischen Enzymprodukten **tierischen Ursprungs** gemeinsam: Das fixe Verhältnis von Lipase, Protease und Amylase. Trotz des Coatens, d. h. Aufbringen einer fest haftenden Beschichtung der Oberfläche der Mikrosphären und/oder der Erhöhung des intraluminalen pH-Wertes durch Applikation von H_2-Blockern oder Protonen-Pumpen-Hemmern

(DOBRILLA 1989, LAYER u. KELLER 2003, PROESMANNS u. DE BOECK 2003) ist es nicht möglich, mittels der aktuell verfügbaren porcinen Pankreasprodukte eine vollständige Normalisierung der Fettverdauung zu erreichen (LAYER u. KELLER 2001, DOMINGUEZ-MUNOZ et al. 2006), während die ohnehin weniger stark beeinträchtigte Proteinverdauung vollständig normalisiert werden kann (REGAN et al. 1977). Eine Erhöhung der Lipaseaktivität wäre also nötig, doch diese ist, bedingt durch das fixe Enzymverhältnis, nur über eine Erhöhung der Dosierung des gesamten Enzymprodukts möglich, was wiederum zum proportionalen Anstieg der proteolytischen Aktivität führt. Diese hat nach DIMAGNO et al. (1977) jedoch negative Effekte auf die lipolytische Aktivität. Ein weiterer Nachteil der erforderlichen Erhöhung der Dosis des Multienzymproduktes zur Erhöhung der Lipaseaktivität liegt bei an Cystischer Fibrose erkrankten Kindern vor, da die damit einhergehende Erhöhung des Proteasegehalts im Verdacht steht, bei prädisponierten Personen eine fibrosierende Colonopathie auszulösen (MAC SWEENY et al. 1995, SMYTH et al. 1995, FITZSIMMONS et al. 1997, BANSI et al. 2000). In anderen Studien kommt man allerdings zu dem Schluss, dass weniger die Proteaseaktivität als vielmehr das zum Coaten verwendete Copolymer das Auftreten der fibrosierenden Colonopathie bei Patienten mit Cystischer Fibrose begünstigt (VAN VELZEN et al. 1996, PRESCOTT u. BAKOWSKI 1999). Die hier aufgezeigte Problematik zeigt die Notwendigkeit der Entwicklung von Präparaten mit definierter, unterschiedlicher Aktivität der verschiedenen Enzymgruppen (LÖSER u. FÖLSCH 1995) und von galenischen Zubereitungen, die Lipasen vor der proteolytischen Aktivität parallel verabreichter Proteasen schützen.

Aktuell ist erst ein kommerzielles Multienzymprodukt verfügbar, das aus **fungalen Enzymen** zusammengesetzt ist und bei Verdauungsbeschwerden sowie EPI empfohlen wird. Hierbei handelt es sich um NORTASE®, das sowohl ein Lipasekonzentrat aus *Rhizopus arrhizus* als auch ein Enzymkonzentrat (Amylase, Protease) aus *Aspergillus oryzae* enthält (REPHA GmbH Biologische Arzneimittel 2010). Für dieses Enzymprodukt wurde eine breite pH-Toleranz (pH 3 - 9), und eine bereits gastral einsetzende Wirksamkeit in vivo nachgewiesen. Insbesondere die bereits gastral einsetzende Wirkung ermöglicht in Kombination mit tierischen MEP, deren Freisetzung erst im Duodenum erfolgt, eine Erweiterung der Zeitspanne der enzymatischen Spaltung der Nahrungsbestandteile gegenüber dem singulärem Einsatz eines der beiden MEP. In klinischen Studien am Menschen konnte eine Verringerung der Steatorrhöe belegt werden (POINTER u. FLEGEL 1976, LOEFFLER et al. 1979, SCHNEIDER et al. 1985).

Innerhalb der Gruppe kommerziell erhältlicher Multienzymprodukte unterscheidet man drei Darreichungsformen, die im Folgenden mit ihren jeweiligen Vor- und Nachteilen vorgestellt werden.

1 Bei der Substitution ungecoateter Enzymprodukte kommt es bereits durch den aziden pH-Wert im Magen und die parallel substituierten Proteasen zur teilweisen Zerstörung der säurelabilen Lipasen, diese setzt sich im Duodenum durch die säurestabileren, den Magen ohne Aktivitätsverluste passierenden Proteasen fort (HEIZER et al. 1965, DIMAGNO et al. 1977, LAYER et al. 1990, LAYER et al. 1992). Eine Möglichkeit des Schutzes der Lipasen bietet die Applikation von Magensäureinhibitoren (REGAN et al. 1977, HEIJERMAN et al. 1991, CARROCCIO et al. 1992, BRUNO et al. 1994). Der einzige Vorteil dieser Darreichungsform besteht darin, dass Proteasen und Amylasen bereits im Milieu des Magens ihre Wirkung entfalten können.

2 Gecoatete Tabletten oder Kapseln haben den Vorteil der Säureresistenz (LAYER u. KELLER 1999), gelangen auf Grund ihrer Größe aber nicht parallel mit dem Chymus in das Duodenum und werden dort nicht sofort freigesetzt, wodurch der enzymatische Abbau der Nährstoffe nach caudal verschoben wird, was die Vorteile des Coatings relativiert (CODE u. SCHLEGEL 1973, SCHLEGEL u. CODE 1975, LAYER et al. 1992 b, GOEBELL et al. 1993).

3 Den Vorteil des zum Chymus parallelen Flusses und der Säurestabilität vereinen gecoatete Pankreatinmikrosphären in sich. In einer von MEYER et al. (1988) durchgeführten Studie verließen Mikrosphären mit einem Durchmesser von 1 mm signifikant schneller den Magen als solche mit einem größeren

Durchmesser, eine weitere Reduktion des Durchmessers scheint jedoch ohne Effekt zu bleiben (HALM et al. 1999). Derartig formulierte Enzympräparate sind in ihrer Wirksamkeit sowohl den ungecoateten Präparaten als auch den gecoateten Tabletten und Kapseln überlegen (LANKISCH et al. 1983, KOLBEL et al. 1986). Der Erfolg ihrer Anwendung wird durch den parallelen Einsatz von Magensäureinhibitoren nochmals deutlich verbessert (LÖSER u. FÖLSCH 1995), eine vollständige Normalisierung der Lipidverdauung wird allerdings nicht erreicht (LAYER u. KELLER 2001). Vorraussetzung für den therapeutischen Erfolg ist, dass der gastrale pH-Wert nicht über 5 ansteigt und der zur Freisetzung notwendige duodenale pH-Wert mindestens 5,5 erreicht (LÖSER u. FÖLSCH 1995). Die duodenale Freisetzung der Enzyme nimmt nur wenige Minuten in Anspruch, doch das verzögerte Einsetzen der enzymatischen Wirkung führt zu einer Verschiebung des Maximums der Verdauungsprozesse in aboraler Richtung (DIMAGNO et al. 1973).

2.3.3.3 Monoenzympräparate

Da die hohen Anforderungen an die ideale Formulierung von Enzympräparaten zur oralen Therapie durch Produkte tierischer Herkunft nur unzureichend erfüllt werden, wird die Notwendigkeit der Entwicklung von Alternativen zu diesen immer wieder betont (KELLER u. LAYER 2003, FERRONE 2007). Hierbei bieten Enzyme biotechnologischen Ursprungs ein breites Spektrum an Möglichkeiten; besonders hervorzuheben sind die Enzyme mikrobiellen Ursprungs, da sie sich neben ihren vielfältigen positiven Eigenschaften durch die Möglichkeit der kostengünstigen Produktion unter standardisierten Bedingungen und Vorteile im Hinblick auf Hygiene und Verbraucherschutz auszeichnen (LAYER u. KELLER 1999, LANKISCH 2001 b). Des Weiteren besteht die Möglichkeit der gezielten Modifikation ihrer Eigenschaften (WEETE 1997).

Im folgenden Abschnitt (s. 2.4), in dem die Zukunft der enzymatischen Substitutionstherapie im Mittelpunkt steht, erfolgt die detaillierte Beschreibung der Entwicklungen auf dem Gebiet der Monoenzymprodukte biotechnologischen Ursprungs. Diese sind vielversprechend, wurden aber bisher noch nicht in der Behandlung der EPI eingesetzt (s. 2.4.2.2). Der Beschreibung der untersuchten Mikroorganismen vorangestellt ist sowohl die Erläuterung der physiologischen Protein-, Lipid- und Kohlenhydratverdauung, wobei der Schwerpunkt auf der Rolle der pankreatischen Enzyme liegt, als auch ein Einblick in den Ablauf der Konstruktion neuer DNA-Moleküle.

2.4 Zukunft der enzymatischen Substitutionstherapie

Nachdem zahlreiche Studien jüngeren Datums die Entwicklung und Etablierung *mikrobieller* Mono- und auch Multienzymprodukte zum Inhalt hatten, sollen sich hieraus ergebende Möglichkeiten nicht unbeachtet bleiben (LAYER u. KELLER 1999, LAYER et al. 2001, KELLER u. LAYER 2003, FERRONE et al. 2007). Es sind insbesondere die Möglichkeiten der Gentechnik zur Expression eukaryotischer Proteine in prokaryotischen Zellen und deren Modifikation sowie die Anpassung der enzymatischen Aktivität von Lipase, Protease und Amylase an die - global betrachtet - stark differierende Zusammensetzung der Nahrung, wie es auch physiologischer Weise im Pankreassekret der Fall ist, hervorzuheben (AUMAITRE 1971, MOUROT u. CORRING 1979, CORRING 1980, FLORES et al. 1988, HEE et al. 1988, CORRING et al. 1989, OZIMEK et al.1995, GABERT u. HEDEMANN 1999).

2.4.1 Die enzymatische Verdauung von Proteinen, Lipiden und Kohlenhydraten unter physiologischen Bedingungen

Der Beschreibung bestehender gentechnischer Methoden und dem Ausblick auf weitere mögliche Entwicklungen in diesem Bereich (siehe 2.4.2) soll die Darstellung der physiologischen Wirkungsweise der verschiedenen pankreatischen Enzyme zur Verdauung von Protein, Lipiden und Kohlenhydraten (insbesondere dem Abbau von Stärke) vorausgehen. Die Kenntnis der biochemischen Reaktionsmechanismen zwischen (pankreatischem) Enzym und Substrat sind für die Entwicklung und Weiterentwicklung gentechnischer Produkte essentiell, da diese die Reaktionsmechanismen nachempfinden bzw. diesen entsprechen müssen.

2.4.1.1 Proteinverdauung

Proteine sind Polymere von Aminosäuren (AS), die nach der Resorption durch den Organismus zur Synthese von Körpereiweiß (beispielsweise Strukturelemente, Enzyme und Hormone) dienen sowie als Stickstoff-, Kohlenstoff- und Energiequelle genutzt werden. Der durchschnittliche tägliche Proteinbedarf eines Erwachsenen (70 kg, leichte Arbeit) beträgt 0,8 g/kg Körpergewicht und stellt 15 % der täglich notwendigen Energiezufuhr dar (SUTER 2002, SCHMIDT u. LANG 2007). Hierbei ist zu beachten, dass der AS-Bedarf des Körpers nur aus hochwertigen Proteinen bzw. den in diesen enthaltenen AS gedeckt werden kann und nur so die Synthese der notwendigen körpereigenen Proteine möglich ist. Die biologische Wertigkeit eines Proteins ergibt sich aus seinem AS-Muster.

In den Verdauungstrakt gelangt neben dem exogenen Protein eine nicht unerhebliche Menge an endogenem Protein aus gastrointestinalen Sekreten und abgeschilferten Epithelzellen (SUTER 2002).

Die Proteinverdauung beginnt bereits durch die bei der Zubereitung von Speisen (Erhitzen) oder durch den sauren pH-Wert im Magen stattfindende *Denaturierung* (FÜRST 1999, ELMADFA u. LEITZMANN 2004, VAUPEL 2007, EBERMANN u. ELMADFA 2008, WOLFFRAM u. SCHARRER 2010). Dieser folgt die enzymatische Spaltung der Proteine, die in quantitativ wenig bedeutsamem Ausmaß bereits durch die *gastrale Endopeptidase Pepsin* eingeleitet wird, jedoch ihren Schwerpunkt im Dünndarm hat, in dem die **pankreatischen Endo- und Exopeptidasen** die Proteine zu Oligopeptiden hydrolysieren. Die aus maximal acht AS bestehenden Oligopeptide werden durch *Amino- und Oligopeptidasen* der Bürstensaummembran des Dünndarms zu 65 % in Di- und Tripeptide und zu 35 % in AS gespalten. **Endopeptidasen** (z. B. Pepsin, pankreatisches Trypsin, Chymotrypsin und Elastase) spalten die Peptidbindungen spezifischer AS durch Hydrolyse im mittleren Bereich, während **Exopeptidasen** (pankreatische Carboxypeptidase A, B, Aminopeptidase aus der duodenalen Bürstensaummembran) endständige AS der Proteinmoleküle abspalten. Die so entstandenen Di- und Tripeptide werden nach Absorption in Enterozyten durch zytoplasmatische Aminopeptidasen zu L-AS hydrolysiert und, ebenso wie die freien AS, durch Carrier-vermittelten Transport in das Pfortaderblut aufgenommen.

Nukleinsäuren (DNA, RNA) werden durch **pankreatische Desoxyribonukleasen** und Ribonukleasen zu Nukleotiden hydrolysiert und an der Bürstensaummembran durch *Nukleotidasen* weiter zu Nukleosiden abgebaut, die im Jejunum durch Uniporter absorbiert werden.

Entscheidend für den möglichen Einsatz einer gentechnisch modifizierten Protease bei an EPI erkrankten Patienten ist die Fähigkeit der Protease, Peptidbindungen hydrolytisch zu spalten, wie es bei den körpereigenen, pankreatischen Endo- und Exopeptidasen der Fall ist.

Hydrolytische Spaltung von Peptidbindungen durch pankreatische Proteasen

Ein Enzym, das die Spaltung einer Peptidbindung fördert, macht einen nukleophilen Angriff auf eine im Normalfall nicht reaktive Carbonylgruppe möglich. Dies ist bei den unter der Bezeichnung Serin-Proteasen zusammengefassten Enzymen, zu denen auch die Verdauungsenzyme *Trypsin, Chymotrypsin und Elastase* zählen, durch die Anwesenheit eines hochreaktiven Serinrests (Serin 195) im aktiven Zentrum möglich (BRADY et al. 1990). Die folgende Erläuterung der hydrolytischen Spaltung einer Peptidbindung in vier Schritten (Abb. 2) erfolgt, stellvertretend für alle Serin-Proteasen, am Beispiel der *Chymotrypsinreaktion*.

Chymotrypsin katalysiert die Hydrolyse von Peptidbindungen in zwei Stufen. Der erste Schritt ist die Acylierung des Enzyms, der Zweite die Deacylierung (CARTER u. WELLS 1988, JAEGER et al.1999, BERG et al. 2007).

Acylierung des Enzyms

Nach der Bindung des Enzyms und des Substrats kommt es zum nucleophilen Angriff des Sauerstoff-Atoms der Serin-Seitenkette auf das Carbonyl-Kohlenstoffatom der Peptidbindung des Substrats, wodurch sich ein instabiles tetraedrisches Zwischenprodukt (Übergangszustand, ÜZ) bildet, das durch das *oxyanion hole* stabilisiert wird (BLOW et al. 1969, SCHRAG et al. 1991). Das *oxyanion hole* beschreibt eine Umgebung von zwei wohl definierten Wasserstoffbrückendonoren (im Allgemeinen Amidgruppen). Das tetraedrische Zwischenprodukt zerfällt und es entsteht ein Acyl-Enzym. Die Übertragung eines Protons des positiv geladenen Histidin-Rests auf die bei der Spaltung der Peptidbindung entstehende Aminogruppe bedingt sowohl den Zerfall des Zwischenprodukts in ein Acyl-Enzym als auch die ungehinderte Ablösung der besagten Aminogruppe von diesem.

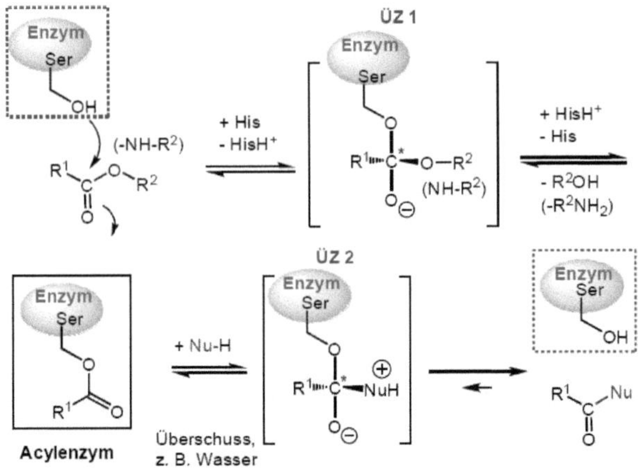

Abb. 2: Reaktionsmechanismus der Acylierung und Deacylierung der Serin-Protease (SPEICHER, 2009)

Der erste Schritt zur *Deacylierung* des Enzyms ist die Bindung eines Wassermoleküls an den Histidin-Rest, an den zuvor die nun abgelöste Aminogruppe gebunden war, wodurch es zur Hydrolysierung der Estergruppe des Acyl-Enzyms kommt und sich wieder das instabile tetraedrische Zwischenprodukt bildet. Dieses zerfällt in ein Carbonsäureprodukt, das in einem weiteren Reaktionsschritt die Carbonsäurekomponente frei gibt und so wieder zu seiner Ausgangskonformation gelangt.

2.4.1.2 Lipidverdauung

Nahrungsfette bestehen etwa zu 90 % aus Triacylglyceriden und zu 10 % aus Phospholipiden, Cholesterin, Cholesterinestern und fettlöslichen Vitaminen. Den Hauptanteil der Triglyceride bilden langkettige Fettsäuren (FS) mit 16 (Palmitinsäure) oder 18 (Stearin-, Öl-, und Linolsäure) C-Atomen, den weitaus kleineren Anteil an der humanen Ernährung in den Industrieländern bilden kurzkettige (4-6 C-Atome) und mittelkettige (8-12 C-Atome) FS (SCHMIDT u. LANG 2007). Nach Absorption der Lipolyseprodukte haben diese vier bedeutende physiologische Funktionen, wobei die primäre Funktion ihr Einsatz als Brennstoffmolekül ist. Des Weiteren werden sie als Bausteine von Phospho- und Glykolipiden in biologischen Membranen verwendet, modifizieren durch kovalente Bindungen zahlreiche Proteine, so dass diese an bestimmte Membranorte geleitet werden und bilden Hormone sowie interzelluläre Botenstoffe (BERG et al. 2007). Nach SUTER (2002) beträgt die tägliche Fettzufuhr eines Menschen in den Industrieländern über 100 g und stellt damit etwa 30-45 % der täglich notwendigen Energiezufuhr dar; somit wird der empfohlene Anteil von Fetten in der Ernährung von weniger als 30 % in der Regel überschritten. Des Weiteren betont der Autor die besondere Bedeutung der Reduktion des Anteils gesättigter FS zugunsten des Anteils einfach und mehrfach ungesättigter FS sowie die Deckung des Bedarfs an essentiellen FS (Linolsäure, Linolensäure) und fettlöslichen Vitaminen (A, D, E, K) für den menschlichen Organismus.

Die Fettverdauung beginnt durch die linguale und die gastrische Lipase, die Triacylglyceride zu Di- und Monoacylglyceriden sowie freien FS hydrolysieren, bereits im Magen (BIESALSKI 1999, ELMADFA u. LEITZMANN 2004, VAUPEL 2007, EBERMANN u. ELMADFA 2008, WOLFFRAM u. SCHARRER 2010). Nach dem Transport des lipidhaltigen Chymus in den Dünndarm bewirken die enthaltenen langkettigen FS die Cholecystokininfreisetzung, die wiederum die Pankreasenzymfreisetzung und die Gallenblasenkontraktion stimuliert. Die Hydrolyse der Tri- und Diacylglyceride zu β-Monoacylglyceriden und FS durch **pankreatische Triglycerid-Lipase** ist neben der Anwesenheit von Colipase auch an die Anwesenheit konjugierter Gallensäuren (Tauro- und Glykocholsäure, Tauro- und Glykochenodesoxycholsäure) im Dünndarmlumen gebunden. Diese sind, ebenso wie das mit der Gallenflüssigkeit in den Dünndarm gelangende Lecithin (Phosphatidylcholin), Detergenzien, die die Emulgierung der wasserunlöslichen Triacylglyceride bewirken. Je mehr Detergenzien im Dünndarm vorhanden sind, desto kleiner werden die entstehenden Lipidtröpfchen und desto besser können Lipase und Colipase dank der Oberflächenvergrößerung an diesen ansetzen. Die bei der Hydrolyse entstehenden Monoacylglyceride und FS wirken ebenfalls als Detergenzien und unterstützen somit die Emulgierung der Triacylglyceride, indem sie mit diesen sog. gemischte Micellen bilden. Die Hydrolyseprodukte werden durch Diffusion in das Epithel des proximalen Dünndarms aufgenommen, wo es durch die Aktivierung langkettiger FS zu Acetyl-CoA mit anschließender Veresterung zur Resynthese von Triacylglyceriden kommt. Mehrere dieser nach der Umhüllung durch Apolipoproteine als Chylomikronen bezeichneten Partikel werden im Golgiapparat von einer gemeinsamen Membran umhüllt und durch Exocytose in das Interstitium ausgeschleust, wo sie in die Lymphkapillaren übertreten. Phosphatidylcholin wird nach der Abspaltung mittelständiger FS durch **Phospholipase A_2** in Lysophosphatid umgewandelt und in die Dünndarmepithelzellen aufgenommen. Dort kommt es ebenfalls zur Resynthese des Ausgangsprodukts, das für die Bildung der Lipoproteinhülle der Chylomikronen benötigt wird und mit diesen in die Lymphkapillaren übertritt. Kurz- und mittelkettige FS verlassen die Epithelzellen des Dünndarms hingegen unverändert über die basolaterale Membran und gelangen in die Blutkapillaren (WOLFFRAM u. SCHARRER 2010).

Die Beschreibung der Fettverdauung bei einem gesunden Individuum zeigt, dass zur enzymatischen Substitutionstherapie geeignete Lipasen einerseits zur hydrolytischen Spaltung von Triacylglyceriden fähig sein müssen, andererseits jedoch auch die Hydrolyse des Emulgators Phosphatidylcholin zu Lysophosphatid notwendig ist. Erfolgt diese Umwandlung nicht, so ist die Bildung der Lipoproteinhülle der Chylomikronen im Golgiapparat der Dünndarmzellen gestört, was wiederum den Übertritt der in den Chylomikronen enthaltenen Triacylglyceride in die Lymphkapillaren behindert.

Hydrolytische Spaltung von Esterbindungen durch pankreatische Lipasen

Die Hydrolyse der Triacylglyceride zu Di- und Monoacylglyceriden sowie freien FS durch pankreatische Triglycerid-Lipasen findet durch die Spaltung der Esterbindung zwischen dem Glycerin und den daran gebundenen Fettsäuren statt. Pankreatische Lipasen haben eine Positionsspezifität für die an Position 1 und Position 3 gebundenen Fettsäuren in Triglyceriden, der Reaktionsmechanismus entspricht dem der Serin-Protease in Abbildung 2 (BERG et al. 2007).

2.4.1.3 Kohlenhydratverdauung

Etwa 60 % der Kohlenhydrate der menschlichen Ernährung bestehen aus Stärke, einem Polysaccharid, das sich zu 80 % aus Amylopektin (1,4 und 1,6 α-glykosidisch verknüpfte, verzweigte Glucoseeinheiten) und zu 20 % aus Amylose (1,4 α-glykosidisch verknüpfte Glucoseeinheiten) zusammensetzt, ca. 30 % entfallen auf Saccharose und ca. 10 % auf Laktose. Strukturkohlenhydrate spielen in der menschlichen Ernährung lediglich eine untergeordnete Rolle, ihr Abbau zu FFS erfolgt nur durch mikrobielle Enzyme im Dickdarm (VAUPEL 2007, WOLFFRAM u. SCHARRER 2010). Die Kohlenhydrate (KH) dienen dem menschlichen Organismus hauptsächlich als Energiequelle und -speicher, außerdem sind sie Teile des Grundgerüsts der DNA und RNA und haben, gebunden an Proteine und Lipide, eine bedeutende Rolle bei der interzellulären Kommunikation (SUTER 2002, BERG et al. 2007). Die empfohlene tägliche KH-Aufnahme sollte im Durchschnitt etwa 5 g/kg Körpergewicht betragen und eine tägliche Mindestmenge von 150 g nicht unterschreiten. Durch die Aufnahme der angegebenen Menge an KH werden etwa 50 % der täglich notwendigen Energiezufuhr gedeckt (SUTER 2002).

Die Effektivität der Stärkeverdauung wird durch einen thermischen oder mechanischen Aufschluss der inneren Struktur der Stärkekörner positiv beeinflusst, da sich den Amylasen so eine größere Oberfläche bietet. Sowohl im Speichel als auch im Pankreassekret befindet sich α-Amylase, unter idealen Bedingungen (langes Kauen der Nahrung, langsames Absinken des pH-Werts des Chymus im Magen) kann bereits die Amylase des Speichels bis zu 50 % der mit der Nahrung aufgenommenen Stärke spalten, in der Regel findet der wesentliche Teil der Stärkeverdauung jedoch durch **pankreatische α-Amylase** im proximalen Drittel des Dünndarms statt (BIESALSKI 1999, ELMADFA u. LEITZMANN 2004, VAUPEL 2007, EBERMANN u. ELMADFA 2008, WOLFFRAM u. SCHARRER 2010). Neben der luminal aktiven α-Amylase befinden sich auch bürstensaummembranständige Enzyme (Glucoamylase, α-Dextrinase, Saccharase, Lactase) im Dünndarm, die zu einem geringen Anteil ebenfalls an der Stärkeverdauung beteiligt sind, im Wesentlichen jedoch Lactose und Saccharose spalten. Die α-Amylase ist nur in der Lage, 1,4 α-glykosidische Bindungen hydrolytisch zu spalten. Während Amylose vollständig zu Maltose und Maltotriose abgebaut werden kann, kann aus Amylopektin neben diesen jedoch auch das mindestens eine 1,6 und mehrere 1,4 α-glykosidische Bindungen enthaltende α-Dextrin entstehen. Da KH nur in Form von Monosacchariden vom Dünndarmepithel resorbiert werden können, werden die Spaltprodukte der Hydrolyse an der Bürstensaummembran durch Oligosaccharidasen und Isomaltasen weiter gespalten. Während die entstehenden Monosaccharide Glucose und Galaktose durch Carrier-vermittelten Na^+ Cotransport in die Epithelzellen der Bürstensaummembran aufgenommen und durch erleichterte Diffusion mittels eines Glucosecarriers in das Blut abgegeben werden, erfolgt bei Fructose sowohl die Aufnahme als auch die Abgabe durch erleichterte Diffusion.

Eine geeignete gentechnisch modifizierte Amylase sollte, ebenso wie es bei der pankreatischen α-Amylase der Fall ist, die Fähigkeit haben, O-glykosidische Bindungen in Polysacchariden hydrolytisch zu spalten. Des Weiteren ist es von Bedeutung, während der Bindung von Enzym und Substrat eine möglichst hohe Anzahl dieser Bindungen nach dem Prinzip des "multiple attack" nacheinander zu hydrolysieren. Die Zahl solcher hydrolytischer Reaktionen an der gleichen Polysaccharidkette liegt für die Amylase des Schweinepankreas bei etwa sechs, bei Amylase aus menschlichem Speichel bei etwa drei. Es sollte also möglich sein, die Effizienz einer Amylase durch die Zahl der während der Bildung eines Enzym-Substrat-Komplexes hydrolysierten Bindungen zu steigern.

Hydrolytische Spaltung der O-glykosidischen Bindung durch α-Amylasen

Die Spaltung der Amylose und des Amylopektins in ihre Bausteine, die Glucoseeinheiten, erfolgt durch hydrolytische Spaltung der O-glykosidischen Bindungen zwischen diesen (s. Abb. 3). Hierbei werden die 1,4 α-glykosidischen Bindungen, die sich zwischen dem C-1 der einen Glucoseeinheit und dem Sauerstoffatom der C-4 OH-Gruppe der benachbarten Glucoseeinheit befinden, enzymatisch durch Amylase unter Anlagerung eines Wassermoleküls gespalten. Zum Zweck dieser Spaltung wird ein Wasserstoffatom an das eine "Spaltstück", der verbleibende Hydroxylrest an das andere gebunden (BERG et al. 2007).

Reaktion Hydrolyse: $R-O-R` + HO-H \xrightarrow{H^+ + Amylase} R-OH + HO-R`$

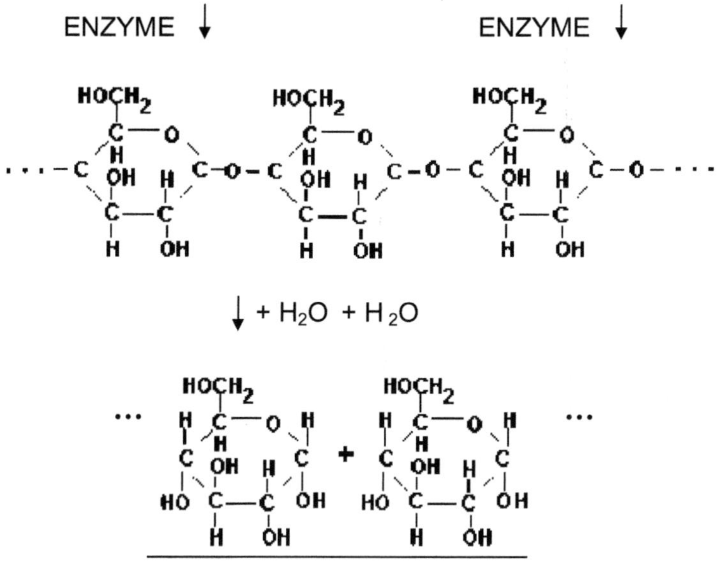

Abb. 3: Spaltung von Etherbindungen durch Hydrolse

2.4.2 DNA-Rekombinationstechnologie – neue Möglichkeiten in der Enzymentwicklung

Enzyme beeinflussen fast alle chemischen Prozesse im Organismus; man vermutet über 10.000 unterschiedliche Enzyme in der Natur. Da die bedeutendste Funktion der Enzyme in der Anhebung der Reaktionsgeschwindigkeit besteht, werden sie auch als Biokatalysatoren bezeichnet (FUNKE 2004). Auf Grund dieser Funktion spielen zahlreiche Enzyme eine bedeutende Rolle in der Biotechnologie, die sich deren positive Eigenschaften (Spezifität, Effektivität und Selektivität) in zahlreichen Gebieten zunutze macht (s. Tab. 1) bzw. verbessert (SCHMID u. VERGER 1998, FUNKE). Während Menschen Enzyme bereits seit Tausenden von Jahren zum Backen von Brot oder Brauen von Bier, ohne das Wissen um deren Vorhandensein, nutzten, ist es durch den heutigen Stand der Technik möglich, die Eigenschaften bestimmter Enzyme den Bedingungen einer biotechnologischen Anwendung anzupassen bzw. diese zu verbessern sowie ihre Merkmale durch biotechnologische Verfahren zu erforschen und sich diese zunutze zu machen (BORNSCHEUER et al. 2002, REETZ 2002). Auf Grund der Vielzahl ihrer Anwendungsmöglichkeiten, ihres breiten Substratspektrums und ihrer hohen Ausbeute bei der Gewinnung aus Pflanzen, tierischem Gewebe und natürlichen oder gentechnisch veränderten Mikroorganismen spielt die Gruppe der Lipasen eine den anderen Enzymen übergeordnete Rolle (BROCKERHOFF u. JENSEN 1974, SCHMID u. VERGER 1998) und wurde intensiv untersucht (WOOLEY u. PETERSEN 1994, RUBIN u. DENNIS 1997). Die Kristallstrukturen zahlreicher Lipasen sind inzwischen bekannt, was ein molekulares Modellieren bezüglich der gewünschten Eigenschaften erlaubt (JAEGER u. EGGERT 2002).

Tab. 1: Beispiele für kommerzielle Lipasen und deren Quellen, Anwendungen und Hersteller

HANDELSNAME	QUELLE	HERSTELLER	ANWENDUNG	REFERENZ
Lumafast®	Pseudomonas mendocina	Gencor Int., USA	Detergenz	JAEGER et al. 1994, JAEGER u. REETZ 1998
Lipomax®	Pseudomonas pseudo alcaligenes	Gist-Brocades, NL Gencor Int., USA		
-	Candida rugosa	Miyoshi Yushi, (JP)	Biokatalysator in der organischen Synthese, Seifenherstellung	RATOMAHENINA et al. 1993, SCHMID u. VERGER 1998
-	Rhizomucor miehei	-	Käseherstellung	-
Rhizolipase (NORTASE®)	Rhizopus arrhizus	Asche AG, (GER)	Verdauungsenzym	UNTERBERG u. SPENCER 1986
Gerasex®	nicht spezifiziert	Novo Nordisk, (DEN)	Ledergerbung	GODFREY u. WEST 1996

Neben den in Tabelle 1 bereits genannten Anwendungsgebieten werden Lipasen auch zur Herstellung von Pharmazeutika, Kosmetika und Agrochemikalien (JAEGER u. EGGERT 2002, LIESE et al. 2005) und bei der Umsetzung von Fetten und Ölen oder in der Biodieselproduktion (FUNKUDA et al. 2001) sowie in der Papierherstellung genutzt. Das auch wirtschaftlich bedeutendste Einsatzgebiet von gentechnisch veränderten Enzymen ist ihr Einsatz in Waschmitteln (WOLFF u. SHOWELL 1997, ELEND 2006). Nach dem großen wirtschaftlichen Erfolg des Einsatzes von Proteasen in Waschmitteln werden seit dem Ende der achtziger Jahre Lipasen zur Entfernung von Fettverschmutzungen zugesetzt. Das erste Unternehmen, das erfolgreich mikrobielle Lipasen in Waschmitteln einsetzte, nutzte die fungale Lipase aus *Humicola lanugiosa*, die durch den rekombinanten *Aspergillus oryzae*-Wirtsstamm hergestellt wurde. Heute befinden sich in nahezu allen kommerziell erhältlichen Waschmitteln gentechnisch hergestellte und optimierte Proteasen und Lipasen (SCHMID u. VERGER 1998). Die meistgenutzten durch Protein-Engineering veränderten lipolytisch wirksamen Enzyme sind sowohl fungaler als auch mikrobieller Herkunft: *Humicola lanugiosa, Pseudomonas glumae, Pseudomonas mendocina, Pseudomonas pseudoalcaligenes, Rhizopus delmar* (SCHMID u. VERGER 1998).

Nachdem gentechnisch optimierte Lipasen bereits in zahlreichen Einsatzgebieten erfolgreich genutzt werden, sollte es in der Zukunft möglich sein, die Erfahrungen aus dem Protein-Engineering auf diesen Gebieten auch auf Lipasen zum medizinischen Einsatz, wie beispielsweise der Enzymsubstitution bei EPI-Patienten, zu übertragen.

2.4.2.1 Ablauf der Konstruktion neuer DNA-Moleküle

Am Anfang einer jeden Arbeit steht die Auswahl geeigneter bakterieller oder fungaler Mikroorganismen, die der Zielsetzung entsprechen. Um diese zu ermitteln sind verschiedene Vorgehensweisen möglich:

(1) Das Durchmustern von speziellen aus der Umwelt isolierten, bakteriellen Kulturen nach nützlichen enzymatischen Aktivitäten (DALBØGE u. LANGE 1998, OGAWA u. SHIMIZU 1999, ZENGLER et al. 2002)

(2) Vergleich der Aminosäuresequenzen von Proteinen mit unbekannter Funktion mit denen bekannter Enzyme aus den Protein-Datenbanken, sog. *„database mining"* (MARRS et al. 1999, WACKETT 2004)

(3) direkte Klonierung der in einer Umweltprobe vorhandenen enzymkodierenden DNA-Fragmente mit anschließender Expression der Gene und dem Durchmustern der entstehenden Proteine auf bestimmte Enzymaktivitäten, sog. *Metagenom-Ansätze* (VOGET et al. 2003, STREIT et al. 2004)

(4) Anpassung von bereits bekannten Enzymen an die geforderten Prozessbedingungen. Dies ist sowohl durch rationales Protein-Design als auch durch gerichtete Evolution möglich (NESS et al. 2000, ARNOLD 2001, POWELL et al. 2001, REETZ 2002, HULT u. BERGLUND 2003, REETZ 2004). Allgemeines Funktionsprinzip der gerichteten Evolution ist folgendes: Ausgehend von einem oder mehreren Wildtyp-Genen werden mit unterschiedlichen Methoden Genvarianten hergestellt, die anschließend exprimiert werden. Die erhaltenen Protein-Variantenbanken werden durch Selektion oder Screening auf die gewünschte, zu optimierende Eigenschaft überprüft. Die DNA ausgewählter Proteinvarianten (also einer bestimmten Lipase aus

einem bestimmten Bakterium) wird isoliert und kann dann einem neuen Zyklus der gerichteten Evolution unterzogen werden. Zahlreiche Lipasen und Lipase-Strukturen finden sich bereits auf der Internet-Homepage des INSTITUTS FÜR TECHNISCHE BIOCHEMIE der UNIVERSITÄT STUTTGART (FISCHER u. PLEISS 2003), auf der 806 Lipasen und 197 Lipase-Strukturen aufgelistet sind. Nachdem die Sequenz der interessierenden DNA bekannt ist und isoliert werden kann, ist auch die nachfolgend erläuterte Klonierung dieser Sequenz möglich.

Die Konstruktion neuer DNA-Moleküle wird durch die Klonierung bestimmter Sequenzen der interessierenden DNA möglich. Klonierung bedeutet die Herstellung identischer Kopien, was in Bezug auf die DNA heißt, dass ein bestimmtes Gen bzw. ein bestimmter Abschnitt der DNA von einem Chromosom getrennt wird, dieser daraufhin mit einem Träger-DNA-Abschnitt verbunden wird und in sehr großen Mengen vervielfältigt werden kann. Unter einem Träger-DNA-Abschnitt (Vektor) versteht man beispielsweise Plasmide, künstliche Bakterienchromosomen oder den Bakteriophagen λ, deren Eignung durch die Möglichkeit der autonomen Replikation in der Wirtszelle bedingt ist (COX u. NELSON 2005, BERG et al. 2007).

Die Klonierung umfasst nach COX und NELSON (2005) sowie BERG et al. (2007) im Wesentlichen 4 Schritte:

(1) Durch Restriktionsendonukleasen wird sowohl die DNA als auch der eingesetzte Klonierungs-Vektor an genau festgelegten Sequenzen geschnitten, wodurch einerseits das interessierende DNA-Fragment entsteht und andererseits der Vektor geöffnet wird. Je nach Restriktionsendonukleasen-Typ entstehen an den Schnittstellen „sticky ends" oder „blunt ends". Bei Ersteren handelt es sich um komplementär einzelsträngige Enden, die eine hohe Affinität zueinander haben, bei Letzteren bestehen die Enden aus gepaarten Basen mit geringer Affinität zueinander.

(2) In einem zweiten Schritt werden die Enden des DNA-Fragments durch DNA-Ligasen mit dem des Vektors verbunden. Liegen „blunt ends" vor, so ist die kovalente Bindung der als DNA-Linker bezeichneten Verbindungsglieder an diese notwendig, damit die DNA-Ligasen Vektor und DNA-Fragment verknüpfen können. Die auf diesem Weg entstandene Kombination aus DNA-Fragment und Vektor wird als rekombinante DNA bezeichnet.

(3) In einem weiteren Schritt wird die rekombinante DNA mit dem Ziel der Nutzung des Enzymapparats einer Wirtszelle zur Replikation in diese eingebracht.

(4) Schließlich erfolgt die Identifikation und Selektion der Wirtszellen, die rekombinante DNA enthalten. Der Nachweis lipolytischer Aktivität rekombinanter Proteine erfolgt nach Auftrennung in SDS-Polyacrylamidgel (SDS-PAGE), wo die Substrathydrolyse den weißlichen Testagar aufklart (SOMMER et al. 1997).

Zur Gewinnung von Rohextrakten (beispielsweise Lipase) erfolgt die Anzucht der Wirtszellen meist in einer Flüssigkultur. Nach der Ernte der Wirtszellen werden die durch Zentrifugation gewonnenen Zellpellets mehrfach in Anwesenheit eines Puffers resuspendiert, gewaschen und schließlich wieder resuspendiert. Die so entstehenden, gereinigten Zellen werden durch „French Pressure Cell" (American Instrument Company, USA) oder, bei kleinen Kulturvolumen, durch Ultraschall aufgeschlossen. Das hierbei anfallende, zähflüssige Lysat wird aufgefangen und zentrifugiert, wobei Zelltrümmer sedimentieren und von der cytoplasmatischen Fraktion getrennt werden. Der Überstand mit löslichen, intrazellulären Proteinen wird als Rohextrakt bezeichnet. Diesem Vorgang schließt sich die Proteinreinigung an (ELEND 2006).

Problematisch ist bei der Klonierung vor allem das Exprimieren der geklonten Gene (COX u. NELSON 2005, BERG et al. 2007). Den in den Vektor eingefügten eukaryotischen DNA-Fragmenten fehlen die für ihre Expression in prokaryotischen Zellen notwendigen DNA-Sequenzelemente, wie beispielsweise der Promotor, die Region, an der die Polymerase die Transkription der genetischen Information beginnt. Aus diesem Grund ist es für das Gelingen der Exprimierung von größter Bedeutung, dass bakterielle Regulationssequenzen für Transkription und Translation in der Nähe des interessierenden eukaryotischen Gens in den Vektor eingebaut werden.

Die Konstruktion neuartiger Proteine erfolgt durch Veränderung der zur Klonierung vorgesehenen DNA-Sequenzen oder des Vektors durch eine ortsspezifische Mutagenese, die es ermöglicht, in vitro spezifische Mutationen durchzuführen. Hierzu werden drei Arten der Mutation genutzt. Am bedeutendsten ist die *Substitutions-Mutation*, im Verlauf dieser verändert die oligonucleotidgesteuerte Mutagenese einzelne Basentripletts durch Austausch einer Basensequenz, so dass das Basentriplett nun eine andere AS kodiert (ELEND 2006). Diese Art der Mutation dient vorwiegend dazu, präzise regulatorische Regionen von Genen zu ändern und Proteine mit maßgeschneiderten Eigenschaften zu erzeugen. Eine weitere Art der Mutation ist die *Deletion*, bei der ein Restriktionsenzym das eingesetzte Plasmid an zwei Stellen spaltet, um ein Stück zu entfernen und danach als kleinerer Ring wieder geschlossen zu werden. Wird eine Insertions-Mutation durchgeführt, schneidet ein Paar von Restriktionsenzymen die Plasmid-DNA ein, wodurch ein kurzes Stück derselben entfernt wird. Nun wird an dieser Stelle ein synthetisch erzeugtes, doppelsträngiges Oligonucleotid eingesetzt (COX u. NELSON 2005, BERG et al. 2007).

2.4.2.2 Produktion von Enzymen mittels modifizierter Mikroorganismen zur EPI-Therapie

Praktische Anwendung fanden die beschriebenen Methoden bereits in verschiedenen Versuchen, die sich mit der Entwicklung mikrobieller Monoenzymprodukte zur Behandlung der EPI befassten und im Folgenden aufgeführt sind. Da die Entwicklung mikrobieller Lipasen, bedingt durch die Steatorrhöe als Leitsymptom der Erkrankung, bislang im Vordergrund der durchgeführten Untersuchungen stand, soll im Folgenden lediglich auf diese eingegangen werden. Die Unterscheidung der mikrobiellen Lipasen erfolgt anhand ihres Ursprungs in *fungale und bakterielle Lipasen*.

Fungale Lipasen

Zahlreiche Lipasen fungalen Ursprungs (z.B. aus *Rhizopus arrhizus* und *Aspergillus niger*) haben gegenüber Lipasen tierischer Herkunft den Vorteil einer erhöhten Säureresistenz, die ein Coating überflüssig macht (SUZUKI et al. 1997) und eine lipolytische Aktivität bereits im Magen ermöglicht sowie den Vorteil der Colipasen-unabhängigen Aktivität (SCHNEIDER et al. 1985, MOREAU et al. 1988 a, ZENTLER-MUNRO et al. 1992, LAYER u. KELLER 2003). Nachteilig sind die bereits durch geringe duodenale Konzentrationen von Gallensäuren ausgelöste Inaktivierung (RAIMONDO u. DIMAGNO 1994, LÖSER u. FÖLSCH 1995) und die Empfindlichkeit gegenüber proteolytischen Einflüssen (THIRUVENGADAM u. DIMAGNO 1988), was die Aktivität im Duodenum stark einschränkt und die geringe therapeutische Bedeutung fungaler Lipasen bedingt (LAYER u. KELLER 2003). Eine Möglichkeit des Einsatzes fungaler Lipasen könnte allerdings in der Entwicklung gallensalzstabiler Mutanten liegen, welche die Zeitspanne der Lipolyse durch Aktivität sowohl im Magen als auch im Duodenum erweitern könnten.[3]

Bakterielle Lipasen

Bei Betrachtung der Einsatzmöglichkeiten bakterieller Lipasen sind grundsätzlich zwei Ansätze zu berücksichtigen. Einerseits besteht die Möglichkeit, die in einem Fermenter durch ein Bakterium exprimierte Lipase durch Zellaufschluss und nachfolgender Proteinreinigung zu gewinnen (ELEND 2002) und dem Patienten als Enzymprodukt mikrobieller (bakterieller) Herkunft zu verabreichen, andererseits besteht theoretisch die Möglichkeit, den EPI-Erkrankten geeignete lipaseproduzierende Bakterien in stoffwechselaktiver Form („Probiotikum") zu verabreichen, die mit dem Stuhl ausgeschieden werden (JAEGER et al. 1999). Die produzierte Lipase kann in beiden Fällen bakterieller Herkunft sein oder durch Klonierung der genetischen Information humaner gastraler oder pankreatischer Lipase und deren ektopische Expression in Bakterien entstehen.

---

[3] GREGORY, P. C. (2007), persönliche Mitteilung. Solvay Pharmaceuticals Deutschland, Hannover

Die bedeutendste im medizinischen Bereich eingesetzte Lipase bakterieller Herkunft wird durch *Burkholderia plantarii* exprimiert (RAIMONDO u. DIMAGNO 1994, LAYER u. KELLER 2003). Die Vorteile der von *B. plantarii* bzw. der von Bakterien allgemein exprimierten Lipasen liegen in der hohen Stabilität im Milieu des Magens und des Duodenums, der Resistenz gegenüber proteolytischer Inaktivierung und Schädigung durch Gallensäuren (RAIMONDO u. DIMAGNO 1994) sowie in einer etwa 100-fach höheren spezifischen Aktivität im Vergleich zu Pankreatinprodukten porciner Herkunft (SUZUKI et al. 1997, 1999). Diese Faktoren bedingen sowohl die Überlegenheit der bakteriellen Lipase bezüglich der lipolytischen Wirksamkeit gegenüber dem porcinen Enzymprodukt (DOMINGUEZ-MUNOZ 2007) als auch die Möglichkeit der Reduktion der täglich einzunehmenden Enzymdosis um 99 %, was bedeutet, dass sich die täglich einzunehmenden Menge des Enzympräparats von mehreren Gramm auf wenige Milligramm reduziert (SUZUKI et al. 1999).

B. plantarii zeichnet sich, ebenso wie zahlreiche andere Bakterien (*Escherichia coli, Pseudomonas, Salmonella, Shewanella, Shigella, Yersinia*) durch das Vorhandensein der Proteine RpoS, PhoP und Fur aus (BEARSON et al. 2006, NCBI 2006). Diese sind nach BEARSON et al. (2006) allen im sauren Milieu lebenden Bakterien gemeinsam und bedingen deren Säurestabilität, wodurch in Zukunft die Möglichkeit bestehen könnte, EPI-Patienten diese Bakterien in stoffwechselaktiver Form zu verabreichen, da sie die für das Überleben im aciden Mageninhalt notwendige Stabilität aufweisen. Die Substitution müsste, ebenso wie bei isolierter Lipase, täglich erfolgen, da eine faecale Ausscheidung der Bakterien stattfindet (JAEGER et al. 1999). Neben B. plantarii produziert auch *Pseudomonas* Lipasen, wodurch sich für die Zukunft Studien an apathogenen Spezies anbieten (JAEGER et al. 1999).

In einer von DROUAULT et al. (2002) durchgeführten Studie wurde das Lipase-Gen von *Staphylococcus hyicus* erfolgreich in *Lactococcus lactis* geklont. Die Fütterung der Lipase-exprimierenden *L. lactis* an pankreasganglierte Schweine führte zu einem deutlichen Anstieg des Fett-Absorptions-Koeffizienten im Vergleich zu der Versuchsgruppe, die den inaktiven Kontrollstamm aufnahm. L. lactis wird auch in aktuellen Studien als ein sehr gut zur Produktion heterologer Proteine geeignetes Bakterium beschrieben (MORELLO et al. 2008).

Neben der Substitution mit Enzymen tierischen oder mikrobiellen Ursprungs stellt der Einsatz **humaner Enzyme** eine weitere Möglichkeit der Therapie dar. Hierbei sind zwei Ansätze hervorzuheben:

Ein Ziel ist die Realisierung der *ektopischen Expression des humanen Pankreaslipase-Gens* in der Gallenblase des Menschen (MAEDA et al. 1994). Dies gelang bereits in vitro in einer humanen Gallenblasen-Zelllinie, ex-vivo in der ovinen Gallenblase sowie in vivo im Gallengang von Ratten (MAEDA et al. 1994, KUHEL et al. 2000).

Gründe für die Bemühungen, die humane Lipase in Gallenblasenzellen zu exprimieren sind die cholecystokinin-modulierte, synchrone Leerung von Gallenblase und Magen, was den zeitgleichen Eintritt von Ingesta und lipasehaltiger Gallenflüssigkeit in das Duodenum bedingt (ARONCHIK u. BROOKS 1985, KALSER 1985), sowie die geringe proliferative Aktivität des Gallenblasenepithels, wodurch das therapeutische Einbringen des Gens nur in langen Intervallen nötig wäre (MAEDA et al. 1994). Letzteres wäre theoretisch mittels einer retrograden Cholangiographie, durch die rekombinante Adenoviren als Carrier des humanen Pankreaslipase-Gens eingebracht werden könnten, möglich, birgt jedoch signifikante Risiken, die den Einsatz zum momentanen technischen Entwicklungsstand unmöglich machen (O`MAHONY et al. 1995, HALME et al. 1999). Weitere Schwierigkeiten stellen die bislang maximal siebentägige Zeitspanne der Expression des Gens in vitro in einer humanen Gallenblasen-Zelllinie und die weit unter der therapeutisch erforderlichen Dosis liegende sezernierte Lipasemenge dar (MAEDA et. al. 1994). Auf Grund der bei Cystischer Fibrose auftretenden Veränderungen der Gallenblase wären die therapeutischen Möglichkeiten dieser Behandlung bei diesen Patienten zudem vermutlich stark eingeschränkt (WEIZMAN et al. 1986, MASCLEE et al. 1989).

Ein weiterer Ansatz ist die orale Substitution *humaner gastraler Lipase* (LÜTHEN u. NIEDERAU 1994, VILLE et al. 2002). Hierbei steht ein Zusammenspiel der im aziden pH-Bereich des Magens aktiven humanen gastralen Lipase und der im alkalischen pH-Bereich des Duodenums im Zusammenspiel mit einer Colipase aktiven porcinen pankreatischen Lipase im Zentrum der Untersuchungen (VERGER 1984). Die ektopische Expression ersterer ist nach Klonierung der genetischen Information in Hefen möglich (BODMER et al. 1987) und ist die Grundlage zur Produktion großer Mengen des Enzyms in löslicher, aktiver, glykolisierter Form unter standardisierten Bedingungen (BODMER et al. 1987).

Insgesamt sind die theoretischen Möglichkeiten des Einsatzes gentechnisch modifizierter Lipasen vielversprechend, jedoch noch weit von der Klinikreife entfernt. Aus diesem Grund stellt die orale Substitution von porcinen Multienzymprodukten nach wie vor die empfohlene Therapie bei an EPI Erkrankten dar, doch konzentrieren sich aktuelle Forschungen in zunehmendem Maße auf die Entwicklung mikrobieller Monoenzymprodukte und den Möglichkeiten der Modifikation ihrer Eigenschaften sowie deren Kombination zu effektiven Multienzymprodukten (KELLER u. LAYER 2003, FERRONE et al. 2007).

2.4.3 Anpassung der Enzymaktivität an unterschiedliche Ernährungsweisen

Ein großer Vorteil der mikrobiell erzeugten Komponenten (Lipase, Protease, Amylase) eines Multienzymprodukts mikrobieller Herkunft besteht in der Möglichkeit, diese frei zu kombinieren. Hierbei sollten allerdings immer eventuelle Wechselwirkungen zwischen den einzelnen Enzymen, wie beispielsweise die proteolytische Zerstörung von Lipasen, bedacht werden. Durch das Anpassen der Aktivität von Lipasen, Proteasen und Amylasen an die, global betrachtet, regionsspezifische Variation der Nahrungsbestandteile Fett, Proteine und Kohlenhydrate wäre es möglich, jede Enzymkomponente nur in der tatsächlich erforderlichen Menge zu verordnen. Die so eventuell mögliche Reduktion der täglich durch den Patienten einzunehmenden Menge des MEP ist besonders für an Cystischer Fibrose erkrankte Menschen von Interesse, da diese täglich zusätzlich eine Vielzahl von weiteren Medikamenten benötigen.

Grundlage der Beurteilung der Notwendigkeit einer Variation der Enzymkomponenten eines MEP ist die Kenntnis der typischen regionalen Nahrungszusammensetzung bzw. das Feststellen von Unterschieden in der weltweiten Nahrung der Menschen.

Während der 60er Jahre wurde durch KEYS (1980) eine 13.000 männliche Probanden aus sieben Ländern (Italien, Griechenland, ehem. Jugoslawien, Finnland, Niederlande, Japan, USA) umfassende Langzeitstudie angeregt, welche den Einfluss der Ernährung auf Erkrankungen des Koronar-Systems dokumentierte. Im Rahmen dieser Studie wurden drei sich unterscheidende Modelle der Ernährung ermittelt. Einerseits die traditionelle mediterrane sowie asiatische Ernährung, andererseits das als „westliche Ernährung" bezeichnete Modell der übrigen Länder. Auch wenn die mediterrane Nahrung gegenüber der asiatischen Ernährung einen geringeren Anteil an Kohlenhydraten sowie einen höheren Anteil an Obst und Fetten aufwies, so waren die Hauptkomponenten beider Ernährungsweisen pflanzlicher Herkunft. Im Detail handelte es sich hierbei um Getreide, Gemüse, Hülsenfrüchte und Obst sowie einen hohen Anteil von pflanzlichen (ungesättigten) Fettsäuren am Gesamtfettgehalt der Ernährung. Nur einen geringen Anteil in der Nahrung hatten Milch und Milcherzeugnisse sowie Fleisch, Fisch (hauptsächlich in Asien) und tierische (gesättigte) Fettsäuren (KEYS 1980, KROMHOUT et al. 1989, HU et al. 2000). Im Gegensatz dazu zeigte das Modell der westlichen Ernährung einen deutlich höheren Anteil an Fleisch, Milch und Milcherzeugnissen mit hohem Fettgehalt sowie einen insgesamt hohen Anteil tierischer Fette, bearbeiteten Getreideprodukten und Süßwaren (HU et al. 2000).

In den vergangenen Jahrzehnten haben sich jedoch sowohl die traditionelle mediterrane als auch die traditionelle asiatische Ernährung verändert (MINISTRY OF HEALTH LABOUR AND WELFARE 2002, WHO 2002). Ursachen hierfür sind neben der voranschreitenden Globalisierung die vor allem im asiatischen Raum stattfindende wirtschaftliche Entwicklung, die neben der Veränderung und Weiterentwicklung von Produktion und Bearbeitung von Lebensmitteln auch die finanziellen Möglichkeiten schafft, das erweiterte Angebot an Nahrungsmitteln zu nutzen (WHO 2002). Global betrachtet kommt es in zunehmendem Maß zum Einsatz von Nahrungsmitteln mit höherer Energiedichte, in denen tierische Fette sowie zugesetzte Zucker eine bedeutende Rolle spielen, während die Aufnahme von Gemüse, Obst, Ballaststoffen und komplexen Kohlenhydraten abnimmt (DREWNOWSKI u. POPKIN 1997). In China kam es beispielsweise zwischen den Jahren 1989 und 1997 zu einer Zunahme des Konsums tierischer Produkte um 40 % (POPKIN 2003).

Auch wenn die genannten Studien nahe legen, dass die Ernährung der Weltbevölkerung sich in Richtung einer relativ einheitlichen, an westlichen Industrieländern orientierten Kost entwickelt und innerhalb dieser Länder auch keine Unterschiede mehr in der Zusammensetzung der Nahrung existieren (FNB 2005, DGE 2008, EFSA 2008) so bestehen jedoch zwischen der Ernährung in Industrieländern und jener in asiatischen Ländern nach wie vor Unterschiede (ZIMMET 2000, WHO 2002). Während in Asien 87,4 % der täglich aufgenommenen Energie (kcal) aus pflanzlicher Nahrung gewonnen werden und nur 12,6 % aus tierischen Quellen stammen, ist der Anteil der tierischen Nahrungsmittel mit 27,6 % in den Industrieländern deutlich höher. Ein ähnliches Bild zeigt sich bezüglich der Verfügbarkeit tierischen Proteins, die in den Industrieländern in etwa das Dreifache des Wertes der asiatischen Länder beträgt (WHO 2002). Doch auch wenn sich der Anteil des Getreides (v. a. Reis) an der täglich verfügbaren Energie im asiatischen Raum in den vergangenen 50 Jahren um fast 10 % verringerte, so ist er immer noch deutlich höher als in den westlichen Industrieländern (BRUINSMA 2003). Insgesamt zeigt sich also trotz zunehmender Globalisierung der Ernährung in asiatischen Ländern ein nach wie vor vergleichsweise hoher Anteil von *Kohlenhydraten* sowie eine geringe Menge *tierischen Proteins* gegenüber den Industrieländern. Bezüglich des *Gesamtfettverbrauchs* (Fett in Nahrungsmitteln sowie zugesetzte Fette und Öle) zeigte sich im gesamten asiatischen Raum eine Zunahme, diese war in China am stärksten ausgeprägt: dort kam es in den vergangenen 30 Jahren zu einem 200 %igen Anstieg. Allerdings ist trotz dieser deutlichen Zunahme die Fettmenge in der täglichen Ernährung pro Kopf sowohl in Europa (148 g) als auch in den USA (143 g) mehr als doppelt so hoch, wie es in asiatischen Ländern (58, 7 g) der Fall ist (WHO 2002).

Auf Grund der bestehenden **Differenzen in der Zusammensetzung der Nahrung** in westlichen **Industrienationen** und im **asiatischen Raum** ist eine Anpassung der Aktivität von Lipasen, Proteasen und Amylasen an die unterschiedliche Nahrung ein Aspekt, dem Bedeutung beigemessen werden kann.

2.4.4 Bedeutung neuer Möglichkeiten für die Behandlung der EPI

Durch den Einblick in die physiologische Funktionsweise der pankreatischen Enzyme, die Darstellung der Möglichkeiten gentechnisch veränderter Organismen bzw. den aus diesen gewonnenen Rohprodukten sowie der Beschreibung des Ablaufs der Konstruktion neuer DNA-Moleküle und deren Optimierung soll ein Ausblick in eine mögliche Zukunft der Behandlung der exokrinen Pankreasinsuffizienz des Menschen gegeben werden. Ein Schritt in Richtung des Einsatzes biotechnologisch erzeugter Enzyme ist der in dieser Dissertation vorgenommene Vergleich zwischen einem etablierten Multienzymprodukt porciner Herkunft und zwei neuen Multienzymprodukten, die mikrobiell synthetisiert wurden, aber noch nicht kommerziell verfügbar sind.

In Abschnitt 2.4.3 konnte auf der Basis zahlreicher Studien ein deutlicher Unterschied bezüglich der Zusammensetzung der Komponenten Fett, Kohlenhydrate sowie Protein in der Ernährung der Bevölkerung westlicher Industrieländer und der Länder im asiatischen Raum belegt werden, wodurch eine Anpassung der substituierten Enzymprodukte an zwei sehr verschiedene Ernährungsweisen notwendig erscheint. Dieses könnte darin bestehen, die Enzymkomponenten eines MEP durch eine höhere Spezifität für tierische und pflanzliche Fett- und Proteinquellen der differierenden Zusammensetzung der weltweiten Ernährung anzupassen.

3 EIGENE UNTERSUCHUNGEN

3.1 Material und Methoden

3.1.1 Versuchsziel

Im Rahmen der vorliegenden Studie wurden vergleichende Untersuchungen bezüglich der Wirksamkeit zwischen einem etablierten Multienzymprodukt porciner Herkunft und zwei Multienzymprodukten mikrobieller Herkunft an pankreasgangligierten, ileocaecal fistulierten Miniaturschweinen durchgeführt.

Aufbauend auf den vorangegangenen Arbeiten von BECKER (2005) und ZANTZ (2006) wurden die effektivsten durch Screeningtests ermittelten mikrobiellen Monoenzymprodukte zu Multienzymprodukten kombiniert und in verschiedenen Dosierungen eingesetzt, so dass die Wirkung der mikrobiellen Multienzymprodukte und die des etablierten Multienzymprodukts porciner Herkunft verglichen werden konnte.

Des Weiteren wurde ein möglicher Einfluss einer variierenden Mahlzeitenfrequenz auf die Verdaulichkeit über den gesamten Gastrointestinaltrakt sowie die Möglichkeit der Steigerung der Effektivität einer Lipase durch den Einsatz eines Emulgators untersucht.

Alle Versuche wurden von der Bezirksregierung Hannover unter dem Aktenzeichen 33.9-42502-04-07/1382 genehmigt.

3.1.2 Versuchstiere

Im Rahmen der Versuche kamen insgesamt 20 adulte weibliche Göttinger Miniaturschweine der Zuchtlinie Ellegaard® zum Einsatz. Einigen Tieren wurde bereits in den vorangegangenen drei bis sieben Jahren eine ileocaecale Umleitungsfistel, welche

EIGENE UNTERSUCHUNGEN

die Quantifizierung der praecaecalen Verdaulichkeit der aufgenommenen Nährstoffe ermöglichte, implantiert, während anderen diese erst wenige Monate vor Versuchsbeginn eingesetzt wurde.

Bei 15 Miniaturschweinen wurde neben der operativen Implantation der ileocaecalen Umleitungsfistel eine Ligatur des Ductus pancreaticus accessorius mit dem Ziel der Simulation einer chronischen exokrinen Pankreasinsuffizienz durchgeführt. Diese Tiere werden nachfolgend als **PL-Tiere** bezeichnet und sind in Tabelle 2 aufgeführt. Zur Kontrolle des Erfolgs der Ligatur des Ductus pancreaticus accessorius im Hinblick auf das erfolgreiche Auslösen der exokrinen Pankreasinsuffizienz wurde nach einer etwa vier Wochen andauernden postoperativen Regenerationsphase eine Untersuchung des Kots eines jeden Tieres mittels Chymotrypsintest (Chymotrypsin Aktivitäts Testkit®, Firma Immun Diagnostik AG, Bensheim) durchgeführt. Dieser Test wurde in regelmäßigen Abständen wiederholt; nur Tiere, bei denen der Chymotrypsintest ein negatives Ergebnis lieferte, wurden als PL-Tiere eingesetzt.

Der Ductus pancreaticus accessorius der verbleibenden fünf Miniaturschweine wurde nicht ligiert, da diese Tiere als Kontrollgruppe eingesetzt wurden. Diese Tiere, denen ebenfalls eine ileocaecale Umleitungsfistel implantiert wurde, werden im weiteren Verlauf als **K-Tiere** bezeichnet (s. Tab. 3).

Auf die Beschreibung der Methodik der Operation der Schweine wird hier bewusst verzichtet, da diese bereits in zahlreichen vorangegangenen Arbeiten des Projektes (TABELING 1998, FASSMANN 2001, HELDT 2001, MANDISCHER 2002, FUENTE-DEGE 2003, KAMMLOTT 2003) ausführlich erläutert wurde.

EIGENE UNTERSUCHUNGEN

Tab. 2: Übersicht über die in den eigenen Untersuchungen eingesetzten PL-Tiere sowie deren Einsatz in Versuchen

Tier-Nr.	Alter[1]	KM (kg)[2]	Insuffizienz	Versuche[3]
PL-Tiere				
83	11/2002	44,0	+	pMEP-B, mMEP 1, mMEP 2, PL-0
88	08/2003	32,3	+	pMEP-B, mMEP 1, mMEP 2, PL-0
92	05/2004	52,6	+	pMEP-B, mMEP 1, mMEP 2, PL-0
94	08/2004	50,4	+	pMEP-B, mMEP 1, mMEP 2, PL-0
96	11/2004	46,2	+	pMEP-B, mMEP 1, mMEP 2, PL-0
124	11/2006	35,2	+	pMEP-B, mMEP 1, mMEP 2, PL-0
126	12/2006	35,1	+	pMEP-I, PL-0
127	12/2006	33,9	+	pMEP-I, PL-0
130	03/2007	31,2	+	pMEP-I, PL-0
132	08/2007	31,6	+	pMEP-I, PL-0
133	08/2007	30,2	+	Lipase+Z, PL-0
134	10/2007	34,6	+	Lipase+Z, PL-0
136	10/2007	32,6	+	Lipase+Z, PL-0
137	03/2008	35,6	+	Lipase+Z, PL-0
140	06/2008	32,0	+	Lipase+Z, PL-0

[1] Geburtsmonat und -jahr
[2] Mittelwert aus wiederholten Wägungen im Verlauf der Versuche
[3] Erläuterung der Versuchsbezeichnungen in Abschnitt 3.1.6

Tab. 3: Übersicht über die in den eigenen Untersuchungen eingesetzten Kontrolltiere sowie deren Einsatz in Versuchen

Tier-Nr.	Alter[1]	KM (kg)[2]	Insuffizienz	Versuche
Kontrolltiere				
105	01/2005	30,9	-	K-0
114	05/2006	38,2	-	K-0
141	06/2008	36,2	-	K-0
142	06/2008	40,0	-	K-0
145	06/2008	28,6	-	K-0

[1] Geburtsmonat und -jahr
[2] Mittelwert aus wiederholten Wägungen im Verlauf der Versuche

EIGENE UNTERSUCHUNGEN

3.1.3 Aufstallung der Tiere

Die einstreulose Aufstallung der Miniaturschweine erfolgte in den versuchsfreien Phasen und während der Kotsammlung in 1,87 m² großen Einzelbuchten. Während der Chymussammlung wurden die Tiere in einem gesonderten Raum in einem 0,96m² messenden Stoffwechselkäfig gehalten, dessen Boden, identisch mit dem der Einzelbuchten zur Kotsammlung, aus einem kunststoffummantelten Metallgitterrost bestand.

Insgesamt entsprach die Aufstallung vollständig den in den vorangegangenen Arbeiten des Projekts detailliert beschriebenen Haltungsbedingungen (TABELING 1998, FASSMANN 2001, HELDT 2001, MANDISCHER 2002, FUENTE-DEGE 2003, KAMMLOTT 2003, KARTHOFF 2004, BECKER 2005). Aus diesem Grund wird hier auf die weiterführende Beschreibung verzichtet.

3.1.4 Eingesetzte Mischfuttermittel

Im Folgenden soll eine Übersicht über die eingesetzten Mischfuttermittel bzw. Diäten gegeben werden.

Während des gesamten Versuchszeitraums wurden die Tiere mit der **Versuchsdiät (VD)** versorgt. Die tägliche Fütterungsfrequenz sowie die Futtermenge/Mahlzeit differierten hingegen abhängig von dem jeweiligen Versuchsdesign (s. Abschnitt 3.1.6). Die VD bestand aus verschiedenen Einzelkomponenten, wobei als Hauptbestandteil ein **Alleinfutter (AF)** zur Erhaltung (Alleinfutter für Miniaturschweine, Firma Altromin Spezialfutter GmbH & Co. KG, Lage) verwendet wurde. Inhaltsstoffe des Alleinfutters für Miniaturschweine können Tabelle 4 entnommen werden. In jedem der Versuche wurde der VD Trinkwasser im Verhältnis 1 : 3,3 zugesetzt.

Tab. 4: Inhaltsstoffe des Alleinfutters (Firma Altromin) laut Deklaration

Inhaltsstoff	Menge (g/kg uS)
Weizenmehl	290
Reisstärke	290
Schweineschmalz	125
Erbsenmehl	73
Casein	73
Geflügelfleischmehl	73
Cellulose	40
Dicalciumphosphat	12
Calciumcarbonat	5
Natriumchlorid	3
Ergänzungen als Vormischung (Vitamine, Mineralstoffe, Spurenelemente)	16

Grundlage dieses Alleinfutters stellten doppelt geschrotete Weizen- und Reisstärke dar, da eine geringe Partikelgröße erforderlich ist, um Verstopfungen/Verlegungen der Ileumfistel zu verhindern. Weiterhin wurden dem AF Olivenöl für Laborzwecke (Firma Carl Roth GmbH & Co. KG, Karlsruhe) und ultrahocherhitzte Schlagsahne (Firma Frischli Milchwerke GmbH, Rehburg-Loccum) als Fettquellen sowie der Marker Chromoxid (Firma Sigma-Aldrich, Steinheim) zur Bestimmung der Verdaulichkeit mittels der Marker-Methode zugesetzt.

100 g VD (uS) setzten sich aus 66,67 g Alleinfutter für Miniaturschweine, 8,33 g Olivenöl und 25 g Schlagsahne zusammen. Des Weiteren wurden je 100 g (uS) Versuchsdiät 0,208 g des Markers Chromoxid hinzugefügt.

Je nach Versuch wurden der VD verschiedene Enzymprodukte und –mengen zugesetzt (s. Tab. 6).

Außerhalb der Versuchszeiträume wurden die Miniaturschweine zur Deckung des Erhaltungsbedarfs täglich zwei Mal im Abstand von 12 Stunden mit 250 g **Erhaltungsfutter (EF)**, angemischt mit 1L Wasser und ohne Zulage eines Markers, versorgt. Die PL-Tiere erhielten neben dem EF zu jeder Mahlzeit 3 g eines etablierten Multienzymprodukts porciner Herkunft (s. Tab. 6).

Die Gehalte an Rohnährstoffen und Stärke der verwendeten Mischfuttervarianten können Tabelle 5 entnommen werden.

Tab. 5: Rohnährstoff- sowie Stärke- und Chromoxidkonzentrationen (g/kg TS) der eingesetzten Diäten ohne Zulage von Enzymen

	Versuchsdiät (VD)	Erhaltungsfutter (EF)
Rohasche	29,6	65
organische Substanz	970	935
Rohprotein	149	192
Rohfett	327	63
Stärke	390	421
Chromoxid	2,56	0

3.1.5 Enzymprodukte

Es kamen in den verschiedenen Versuchsabschnitten insgesamt drei Multienzymprodukte (MEP) zum Einsatz. Bei dem Präparat **pMEP** handelte es sich um ein **porcines Multienzymprodukt** aus gecoatetem Pankreatin, das aus dem Pankreasgewebe von Schlachtschweinen gewonnen wurde. Vergleichbare Vorgänger dieses Präparats, bei dem ein fixes Protease-Lipase-Amylase-Verhältnis vorliegt, wurden sowohl bei in-vitro-Studien als auch bei in-vivo-Versuchen vorangegangener Dissertationsprojekte (CLASSEN 2008, KALLA 2009) positiv auf ihre Wirksamkeit getestet.

Des Weiteren wurden zwei unterschiedliche **mikrobielle Multienzymprodukte (mMEP 1 und mMEP 2)** eingesetzt, zu deren Herstellung Lipasen, Amylasen und Proteasen gewählt wurden, die sich bei ihrem solitären Einsatz in Screeningtests (BECKER 2005, ZANTZ 2006) durch eine besonders hohe Effektivität auszeichneten. Während die Amylase und Lipase in beiden Produkten identisch war, kamen zwei unterschiedliche Proteasen mikrobieller Herkunft zu Einsatz.

EIGENE UNTERSUCHUNGEN

Neben den bereits erwähnten MEP wurde in einem weiteren Versuch (**Lipase+Z**) die Effektivität eines halbfesten, wachsartigen Emulgators (Lauroyl Macrogolglyceride, im Folgenden als **Z** bezeichnet) zur Optimierung der Wirkung einer Lipase überprüft. Die eingesetzte Lipase entsprach derjenigen aus den mMEP.

Tab. 6: Übersicht über Art und Dosierung der in den Versuchen eingesetzten Enzymprodukte

Bezeichnung Enzymprodukt	Herkunft	enthaltene Enzyme	Dosierung in mg Gesamtprodukt (G)/Tag und mg Enzymprotein (EP)/Tag					
			Dosierung 1		Dosierung 2		Dosierung 3	
			G	EP	G	EP	G	EP
pMEP	porcin	Amylase						
		Lipase	846		3385		10156	
		Protease						
mMEP 1	mikrobiell	Amylase	33,9	4	102	12	339	40
		Lipase	74,1	16	222	48	741	160
		Protease 1	163	16	489	48	1631	160
mMEP 2	mikrobiell	Amylase	33,9	4	102	12	339	40
		Lipase	74,1	16	222	48	741	160
		Protease 2	218	16	654	48	2180	160
Lipase+Z	mikrobiell	Lipase	55,6	12	222	48	667	144
		Lipase+ Z	46,3	12	185	48	556	144

EIGENE UNTERSUCHUNGEN

3.1.6 Durchführung von Verdaulichkeitsstudien

Im Rahmen der Verdaulichkeitsuntersuchungen erfolgte zunächst stets eine zehntägige Anfütterungsphase, während der die jeweiligen Tiere die VD einschließlich der bezüglich ihrer Wirkung zu testenden Enzymprodukte (für jedes der teilnehmenden Tiere entsprechend der für den ersten Versuchsabschnitt vorgesehenen Dosierung substituiert) und des Markers Chromoxid (Firma Sigma-Aldrich, Steinheim) zweimal täglich (7 und 19 Uhr) erhielten.

Die Versuche erfolgten randomisiert.

Im Anschluss an die Anfütterungsphase erfolgten die fünftägige Kotsammlung, die der Ermittlung der Verdaulichkeit über den gesamten GIT diente. Dieser folgte die dreitägige Chymussammlung, deren Ziel die Bestimmung der praecaecalen Verdaulichkeit war. Während der Sammlungen wurden die VD sowie die Enzymprodukte und der Marker ebenfalls zweimal täglich um 7 und um 19 Uhr gefüttert.

Übersicht über die durchgeführten Versuche:

Neben der einmalig durchgeführten Verdaulichkeitsstudie an K-Tieren ohne Enzymzulage können die übrigen Versuche thematisch in die Abschnitte (1) - (3) unterteilt werden, wobei jeder dieser Abschnitte eine Verdaulichkeitsstudie an PL-Tieren sowohl ohne als auch mit Enzymzulage in verschiedenen Dosierungen beinhaltet. In dieser Übersicht ist die Verdaulichkeitsstudie an PL-Tieren ohne Enzymzulage den Abschnitten (1) - (3) vorangestellt, da der Aufbau dieses Versuchsabschnitts immer identisch ist.

- K-Tiere ohne Enzymzulage
- PL-Tiere ohne Enzymzulage
- PL-Tiere mit Enzymzulage

    (1) Zulage eines etablierten pMEP

    - Basisversuch
    - Variation des Fütterungsintervalls

EIGENE UNTERSUCHUNGEN

(2) Zulage zweier auf ihre Wirksamkeit zu untersuchende mMEP

(3) Zusatz des Emulgators „Z" zu einer Lipase (Lipase + Z)

3.1.6.1 K-Tiere ohne Enzymzulage

Die in diesem Versuchsabschnitt eingesetzten K-Tiere 105, 114, 141, 142 und 145 erhielten zweimal täglich eine Futtermenge (VD) von 300 g uS/Mahlzeit ohne Enzymzulage nach dem Zeitschema einer Verdaulichkeitsuntersuchung, in deren Rahmen sowohl die Kot- als auch die Chymuskollektion erfolgte (s. 3.1.6). Ziel des Versuchs war es, die Verdaulichkeit der VD bei gesunden Miniaturschweinen zu ermitteln, um anhand der erhobenen Werte die Auswirkungen der EPI auf die Verdauung der PL-Tiere beurteilen zu können.

Im Folgenden wird diese Studie als *K-0* bezeichnet.

3.1.6.2 PL-Tiere ohne Enzymzulage

Verdaulichkeitsstudien dieser Art wurden an allen in Verdaulichkeitsstudien eingesetzten PL-Tieren durchgeführt (siehe Tab. 7). Jedes der eingesetzten Tiere erhielt in der Masse immer identische, zweimal täglich zur gleichen Zeit gefütterte Mahlzeiten ohne Enzymzulage. Einerseits war das Ziel der Vergleich des Effekts der Pankreasgangligatur dieser Tiere gegenüber den gesunden K-Tieren, andererseits ergab sich daraus die Möglichkeit des Vergleichs zwischen der Verdaulichkeit der VD bei einem PL-Tier ohne Enzymsubstitution und selbigem mit Enzymsubstitution (bei jedem Tier konnte daher die Wirkung der Enzymzulage individuell beurteilt werden, da jedes Tier sich selbst als Kontrolle diente).

Im Folgenden wird diese Studie als *PL-0* bezeichnet.

Tab. 7: Übersicht der im Versuch PL-0 eingesetzten Tiere und Mahlzeiten

PL/K	Tier-Nr.	Fütterung	Kollektion von	
			Kot	Chymus
PL	83		x	x
PL	88		x	x
PL	92		x	x
PL	94		x	x
PL	96		x	x
PL	124		x	x
PL	133	Futtermenge VD	x	
PL	134	300 g uS/Mahlzeit	x	
PL	136	2 Mahlzeiten/Tag	x	
PL	137		x	
PL	140		x	
PL	126		x	
PL	127		x	
PL	130		x	
PL	132		x	

3.1.6.3 PL-Tiere mit Enzymzulage

(1) Zulage eines etablierten pMEP

Basisversuch (im weiteren Verlauf als *pMEP-B* bezeichnet)

Jedes der im pMEP-B eingesetzten Miniaturschweine erhielt zu den in der Masse immer identischen (300 g uS/Mahlzeit), zweimal täglich zur gleichen Zeit gefütterten Mahlzeiten jede der drei unterschiedlichen Enzymdosierungen (s. Tab. 8).

EIGENE UNTERSUCHUNGEN

Tab. 8: Übersicht der in pMEP-B eingesetzten PL-Tiere, Futtermenge/Mahlzeit und Enzymdosierungen

Tier-Nr.	Fütterung	Enzymdosierung[1]			Kollektion von	
		1	2	3	Kot	Chymus
83	Futtermenge VD 300 g uS/Mahlzeit 2 Mahlzeiten/Tag	x	x	x	x	x
88		x	x	x	x	x
92		x	x	x	x	x
94		x	x	x	x	x
96		x	x	x	x	x
124		x	x	x	x	x

[1] = Dosierung s. Tabelle 6

Variation des täglichen **Fütterungsintervalls** (im Folgenden als *pMEP-I* bezeichnet)

Diese Studie diente zur Ermittlung eines möglichen Einflusses der Verteilung der täglich verabreichten, gesamten Futter- und Enzymmenge auf zwei, drei oder vier Mahlzeiten/Tag auf die Verdaulichkeit über den gesamten GIT. Es kamen zwei verschiedene Enzymdosierungen zum Einsatz (s. Tab. 9).

Tab. 9: Übersicht der in pMEP-I eingesetzten PL-Tiere, die Anzahl der Mahlzeiten pro Tag und Enzymdosierungen

Tier-Nr.	Futtermenge VD (g uS/Tag)	Mahlzeiten/Tag			Enzymdosierung[1]	
		2	3	4	1	3
126	600	x	x	x	x	x
127	600	x	x	x	x	x
130	600	x	x	x	x	x
132	600	x	x	x	x	x

[1] = Dosierung s. Tabelle 6

(2) Zusatz zweier auf ihre Wirksamkeit zu untersuchende mMEP

Versuch unter Einsatz von zwei sich in der Protease unterscheidenden mMEP (im weiteren Verlauf als *mMEP 1* und *mMEP 2* bezeichnet)

Jedes der in mMEP 1 und mMEP 2 eingesetzten Versuchstiere erhielt zu den in der Masse immer identischen, zweimal täglich zur gleichen Zeit gefütterten Mahlzeiten

EIGENE UNTERSUCHUNGEN

jede der jeweils drei unterschiedlichen Enzymdosierungen pro mMEP, wie in Tabelle 10 im Detail dargestellt ist.

Tab. 10: Übersicht der in mMEP1 und mMEP2 eingesetzten PL-Tiere, Futtermenge/Mahlzeit und Enzymdosierungen (D)[1]

Tier Nr.	Fütterung	mMEP 1			mMEP 2			Kollektion von	
		D1	D2	D3	D1	D2	D3	Chymus	Kot
83	Futtermenge VD 300 g uS/Mahlzeit 2 Mahlzeiten/Tag	x	x	x	x	x	x	x	x
88		x	x	x	x	x	x	x	x
92		x	x	x	x	x	x	x	x
94		x	x	x	x	x	x	x	x
96		x	x	x	x	x	x	x	x
124		x	x	x	x	x	x	x	x

[1] = Dosierung s. Tabelle 6

(3) Zusatz des Emulgators „Z" zu einer Lipase (Versuch: Lipase+Z)

Die in dieser Studie zur Bestimmung der Verdaulichkeit über den gesamten GIT eingesetzten Tiere erhielten zu den in der Masse immer identischen (300 g uS/Mahlzeit), zweimal täglich zur gleichen Zeit gefütterten Mahlzeiten (VD) sechs Enzympräparate, bestehend aus drei sich unterscheidenden Lipasedosierungen, die sowohl im singulären Einsatz als auch jeweils in Kombination mit der zu untersuchenden Substanz Z verabreicht wurden (s. Tab. 11).

Tab.11: Übersicht der in Lipase+Z eingesetzten PL-Tiere, Futtermenge/Mahlzeit und Enzymdosierungen (D)[1]

Tier Nr.	Fütterung	Lipase			Lipase + Z		
		D1	D2	D3	D1	D2	D3
133	Futtermenge VD 300 g uS/Mahlzeit 2 Mahlzeiten/Tag	x	x	x	x	x	x
134		x	x	x	x	x	x
136		x	x	x	x	x	x
137		x	x	x	x	x	x
140		x	x	x	x	x	x

[1] = Dosierung s. Tabelle 6

EIGENE UNTERSUCHUNGEN

3.1.6.4 Besonderheiten während der Versuchsdurchführung

Auf Grund einer nicht im Detail festzustellenden Fehlerquelle traten bei der Ermittlung der praecaecalen Verdaulichkeit im Studienabschnitt **(1)** *Zulage eines etablierten pMEP – Basisversuch* nach Substitution der Dosierung 3 unter einer der Planung entsprechenden Versuchsdurchführung nicht im Bereich des Möglichen liegende Werte auf. Aus diesem Grund floss die ermittelte praecaecale Verdaulichkeit der untersuchten Parameter nach Zulage der Dosierung 3 im Versuch pMEP-B nicht in die Auswertung der Versuche in Abschnitt 3.2.1 ein. Die Einzelwerte sind dem Tabellenanhang zu entnehmen (Abschnitt 8).

3.1.7 Probenentnahme und –aufbereitung

3.1.7.1 Kotkollektion

Die Kotkollektion erfolgte manuell an fünf aufeinander folgenden Tagen. Unterhalb der kunststoffummantelten Gitterböden der Einzelbuchten waren für den Zeitraum der Kollektion engmaschige Metallsiebe befestigt, um Kotverluste zu verhindern. Die Kollektion wurde pro Tier in fünf Intervalle à 24 h gegliedert, innerhalb derer der Kot nach Tier und Tag getrennt in einem 10x15 cm großen, zuvor austarierten Kunststoffbeutel gesammelt wurde. Die Lagerung des Kotes erfolgte bis zur weiteren Bearbeitung bei -20 °C.

Nach Abschluss der Kotkollektion und der Bestimmung der ursprünglichen Substanz der Proben erfolgte eine dreitägige Gefriertrocknung (Gefriertrocknungsanlage Alpha 1-4 LSC, Fa. Christ, Osterode am Harz) sowie die Bestimmung der Masse (Masse nach Gefriertrocknung, MnG). Im Anschluss daran wurden die Proben, einzeln je Tier und Tag, mittels einer Messermühle (Grindomix GM 200®) gemahlen und homogenisiert.

Die Lagerung der Kotproben erfolgte, ausgenommen die Zeit während der Gefriertrocknung und der Weiterverarbeitung, bei -20 °C.

3.1.7.2 Chymuskollektion

Während dieser dreitägigen Phase erfolgte die Kollektion täglich über einen Zeitraum von zwölf Stunden, der in sechs zweistündige Intervalle gegliedert war.

An jedem der drei Versuchstage wurden im Anschluss an die morgendliche Fütterung um sieben Uhr die ileocaecalen Umleitungsfisteln geöffnet und mittels eines Spatels auf ihre Durchgängigkeit geprüft. Während der Verschluss der caecalen Fistel durch eine metallene Kappe erfolgte, wurde an der ilealen Fistel eine Ultraschallhülle aus Latex zur Kollektion des anflutenden Chymus mit einer Metallklammer befestigt.

Innerhalb eines jeden Intervalls wurde der so gesammelte Chymus in Mengen von maximal 50 g in zuvor austarierte, verschließbare Plastikschälchen gegeben und zur Bestimmung der Masse an ursprünglicher Substanz gewogen. Die Lagerung der Chymusproben erfolgte sowohl während des Sammelns als auch nach Abschluss des Versuchstages bei -20 °C in Gefrierschränken. Spätestens am Ende eines Intervalls wurden sowohl die zur Kollektion genutzten Ultraschallhüllen gewechselt als auch neue Plastikschälchen zur Lagerung eingesetzt.

Da es durch die Chymuskollektion neben dem Verlust unverdauter Rohnährstoffe auch zum Verlust von Flüssigkeit und Elektrolyten kommt und diese somit nicht mehr zur Resorption im Dickdarm zur Verfügung stehen, erfolgte am Ende eines jeden Intervalls die Substitution einer der entnommenen Chymusmenge analogen Menge einer Elektrolytlösung über die Caecumfistel.

Am Ende des Versuchtages wurde neben der Pflege der Fisteln und deren Verschluss auch die abendliche Fütterung der Tiere um 19 Uhr durchgeführt.

Im Anschluss an die Chymuskollektion erfolgten die zweitägige Gefriertrocknung sowie die Bestimmung der MnG. Im Anschluss daran wurden die Proben, getrennt nach Tier und Tag, mittels einer Messermühle (Grindomix GM 200®) gemahlen und zu einer Tagesprobe zusammengefasst. Pro Tier und Tag gelangte somit lediglich eine Probe zur weiteren Untersuchung.

EIGENE UNTERSUCHUNGEN

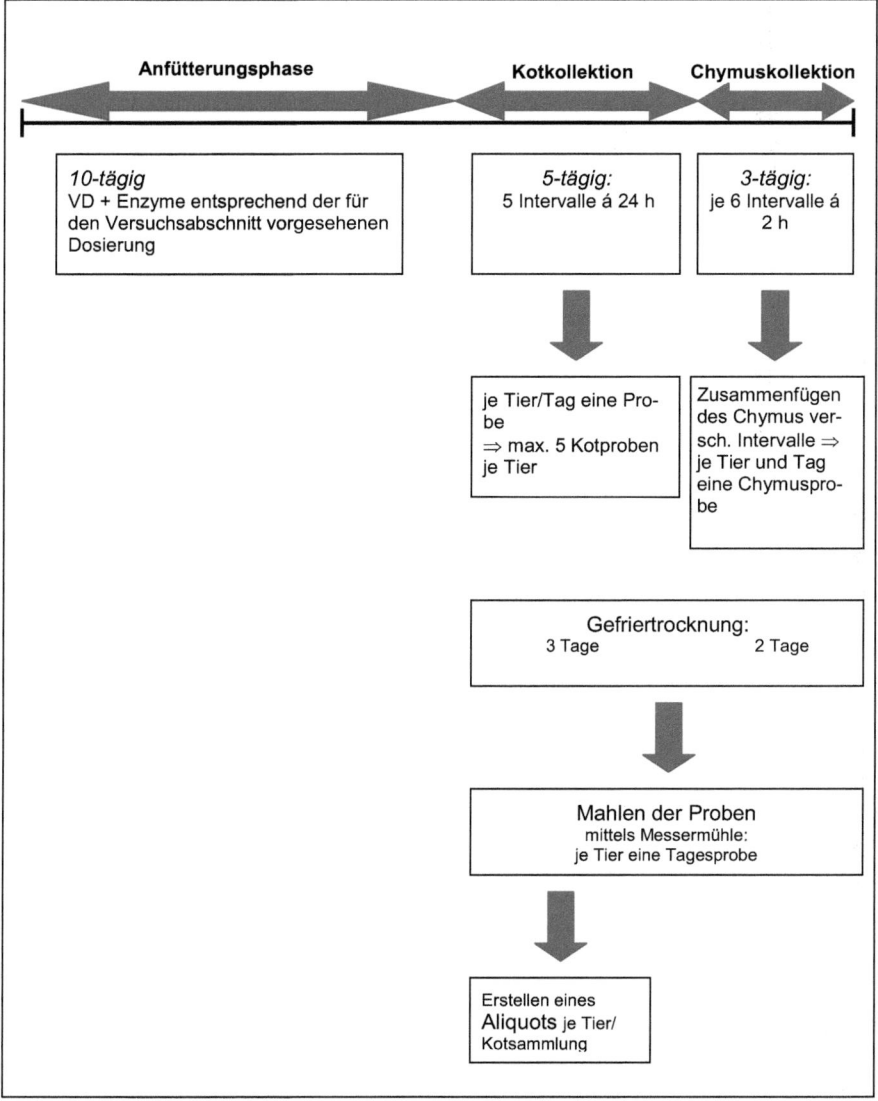

Abb. 4: Schematische Darstellung der Versuchsdurchführung, Probenentnahme und -aufbereitung

EIGENE UNTERSUCHUNGEN

3.1.8 Analyse der Proben

Vor der weiterführenden Analytik der Kotproben erfolgte zunächst die Bestimmung des Trockensubstanzgehaltes. Daraufhin wurde - unter Berücksichtigung der täglich abgesetzten Kot-Trockensubstanzmasse - für jedes der im Versuch eingesetzten Miniaturschweine ein die fünf Tage der Kotkollektion umfassendes Aliquot der Kotproben erstellt.

Zur Bestimmung der **Verdaulichkeit über den gesamten GIT** wurde die Konzentration nachfolgender Parameter in den Kotproben analysiert

- Trockensubstanz
- Rohprotein
- Rohasche
- Rohfett
- Chromoxid

Rechnerisch wurde zudem die organische Substanz ermittelt.

Die Analyse der Chymusproben zur Bestimmung der **praecaecalen (prc.) Verdaulichkeit** umfasste zusätzlich zu den bereits zur Bestimmung der Verdaulichkeit über den gesamten GIT genannten Parametern auch die Stärke.

Analysenmethoden:

ROHNÄHRSTOFFE

Die Bestimmung der Rohnährstoffe erfolgte nach den Vorschriften der Weender Futtermittel Analyse (NAUMANN u. BASSELER 2004) sowie den Vorschriften der VDLUFA.

EIGENE UNTERSUCHUNGEN

- *Trockensubstanz (TS)*

Die Bestimmung der TS in g/kg uS erfolgte mittels Einwaage von 3 g des Probenmaterials in einen gewichtskonstanten Porzellantiegel sowie der Trocknung der Probe bis zur Gewichtskonstanz für mindestens 8 Stunden bei 103 °C im Trockenschrank. Nach Abkühlung auf Zimmertemperatur im Exsikkator und erneutem Wiegen zur Bestimmung des Wasserverlustes wurde die TS errechnet.

- *Rohprotein (Rp)*

Die Bestimmung des Rp-Gehaltes erfolgte nach der VDLUFA-anerkannten Methode auf der Basis des Gesamtstickstoffgehaltes des Probenmaterials (0,2-0,3 g) mit dem Gerät Vario Max CNS® (Firma Elementar, Hanau). Nach katalytischer Rohrverbrennung der Probe unter Zufuhr von Sauerstoff bei hohen Temperaturen wurde das entstehende N_2 mit Hilfe eines Wärmeleitfähigkeitsdetektors bestimmt und die Rp-Konzentration mittels des Faktors 6,25 berechnet.

- *Rohasche (Ra)*

Die Ra-Konzentration wurde durch siebenstündige Veraschung der Probe im Muffelofen bei 600 °C ermittelt.

- *Rohfettbestimmung*:

Bei der Bestimmung dieses Parameters kamen zwei verschiedene Verfahren zum Einsatz:

Rohfett (Rfe): (Bestimmung im Futter)

Die Analytik des Rfe-Gehaltes in den Versuchsdiäten wurde durch Aufschluss mit 11,25%iger Salzsäure (HCl; Kochen der Probe für 30 min) begonnen. Anschließend erfolgte eine Filtration der Probe mit darauf folgender Trocknung im Trockenschrank. Im nächsten Schritt wurde die Probe einer 6stündigen

Fettextraktion mittels Petrolether im Soxhletapparat unterzogen. Nach Abdestillieren des Petrolethers im Rotationsverdampfer und anschließender Trocknung der Probe konnte der Gehalt an Rfe in dem Versuchsfutter ermittelt werden.

Rohfett (Rfe): (Bestimmung in Kot und Chymus)

Die zur Rfe-Analytik verwendeten Analysengeräte Ankom Hydrolysis System® und Ankom XT 15 Extraktor® der Firma Ankom Technology Corporation (Macedon, USA) fanden bereits in der Arbeit von ZANTZ (2006) Anwendung und wurden dort bezüglich der Reproduzierbarkeit ihrer Ergebnisse sowie der Vergleichbarkeit mit Analysendaten aus dem im etablierten Soxhlet-Verfahren validiert.

Wie von ZANTZ (2006) ausführlich erläutert, umfasste die Bestimmung des Rfe-Gehaltes zwei Schritte, die im Folgenden lediglich kurz erläutert werden:

Hydrolyse

Gerät: Ankom Hydrolysis System®

Ziel: Aufspaltung von tierischen Zellen und Hydrolyse der enthaltenen Seifen

Zunächst wurden 0,3-0,6 g Probenmaterial und 0,25 g Kieselgur-Filtrierhilfe (Hyflo Super Cel medium®, Firma Fluka Chemika, Buchs, Schweiz) in säureresistente XT 4-Filterbags® der Firma Ankom Technology eingewogen. Die Filterbags wurden mittels eines Filterbag-Schweißgerätes verschlossen und zusammen mit 500 ml einer 12,7%igen HCl-Lösung in die Kammer des Hydrolysegerätes gegeben. Nach 40minütiger Hydrolyse und 6 Spülgängen mit Leitungswasser wurden die Filterbags entnommen und nach Abspülen mit fließendem destilliertem Wasser auf zuvor gewogene Uhrgläser verteilt. Nach mindestens sechsstündiger Trocknung bei 80 °C im Trockenschrank wurde nach Abkühlung der Filterbags im Exsikkator erneut ihre Masse ermittelt.

EIGENE UNTERSUCHUNGEN

Extraktion

Gerät: Ankom XT 15 Extractor®

Ziel: Extraktion der fetthaltigen Probenbestandteile durch Petrolether

Im druckstabilen Extraktionskessel des Gerätes erfolgten in der 50minütigen Extraktionszeit die Extraktion durch Petrolether, das Spülen der Proben sowie das Absaugen des herausgelösten Extraktionsgemisches. Nach dreistündiger Trocknung der Filterbags bei 80 °C im Trockenschrank wurde nach der Abkühlung im Exsikkator die Masse der Filterbags bestimmt.

Der prozentuale Rfe-Anteil der Probe wurde abschließend durch folgende Formel berechnet:

$$\%Rfe = 100 \times \frac{(\text{Gewicht des Beutels nach Hydrolyse} - \text{Gew. des Uhrglases}) - \text{Gew. des Beutels nach Extraktion}}{\text{Substanz Einwaagegewicht}}$$

- Organische Substanz (oS)

    Die Berechnung des Gehalts an organischer Substanz erfolgte mittels folgender Formel:

$$oS = TS - Ra$$

STÄRKE

Die Bestimmung des Stärkegehalts der Probe erfolgte nach amtlicher Methode der VDLUFA anhand der Messung der optischen Drehung des Lichts mittels Polarimeter.

Zur Bestimmung des „Hauptwertes" wurde nach 15minütigem Aufschluss von 2,5 g Probenmaterial mit 50 ml 0,31n HCl-Lösung im siedenden Wasserbad die Klärung mit je 5 ml der Carrez-Reagenzien 1 und 2 durchgeführt. Nach Filtration (durch einen Faltenfilter) erfolgte die polarimetrische Messung mit dem Polarimeter Polatronic E® der Firma Schmidt und Haensch (Berlin, Deutschland). Nach demselben Prinzip wurde der „Nullwert" polarimetrisch mit einer 40%igen Ethanol-Lösung ermittelt. Nachfolgend wurde die Differenz aus Haupt- und Nullwert ermittelt, die nach Multiplikation mit dem etablierten Faktor für Stärkegehalte in Mischfuttermitteln (10,87) den Stärkegehalt der Probe ergab.

CHROMOXID (Cr_2O_3)

Die Ermittlung der Cr_2O_3-Konzentration in den Proben erfolgte nach der Methode von PETRY und RAPP (1970). Dabei wurde das im Untersuchungsmaterial enthaltene Chromoxid im Laufe einer Nassveraschung mit Hilfe eines Oxidationsgemisches aus Schwefelsäure, Perchlorsäure und Natriummolybdat in Chromat überführt. Im Anschluss an die darauf folgende Alkalisierung der Probe mittels Natronlauge wurde die Extinktion im Photometer bei einer Wellenlänge von 365 nm gegen einen Blindwert gemessen. Mit Hilfe des durch eine Eichreihe ermittelten Extinktionskoeffizienten wurde daraufhin der Cr_2O_3-Gehalt der Probe errechnet.

3.1.9 Statistische Methoden

Mit Hilfe des Tabellenkalkulationsprogramms Excel 2007® (Microsoft Corporation, Redmond, USA)) erfolgte die Berechnung des arithmetischen Mittelwertes und der Standardabweichung. Statistische Vergleiche wurden nach Beratung und Methodenauswahl durch das Institut für Biometrie der Stiftung Tierärztliche Hochschule Hannover mittels des Statistikprogramms SAS® (SAS Institute, Cary, USA) berechnet. Die aufgeführten Werte stellen mit Ausnahme der K-0 Tiere zur Bestimmung der praecaecalen Verdaulichkeit (n=3) Mittelwerte der Ergebnisse von mindestens vier Tieren dar. Treten signifikante Unterschiede ($p \leq 0{,}05$) zwischen Effekten der verschiedenen Enzyme gleicher Dosierung auf, so wird dies in der tabellarischen Darstellung durch Großbuchstaben (z.B. A, B) kenntlich gemacht, handelt es sich bei den Unterschieden um solche zwischen den verschiedenen Dosierungen des gleichen Enzyms, so wird dies durch Zahlen (z.B. 1, 2) gekennzeichnet. In der graphischen Darstellung weisen Großbuchstaben auf signifikante Unterschiede beider Art hin.

Zur statistischen Datenauswertung kamen folgende Methoden zum Einsatz:

- Berechnung des **arithmetischen Mittels**

- Berechnung der **Standardabweichung** als Maß für die Streuung

- **signed-rank Test** für den Vergleich verbundener Stichproben der Tiergruppen, deren Größe mindestens n=6 ist

- der Vergleich verbundener Stichproben der Gruppen mit einer Tierzahl von n<6 erfolgte mittels **t-Test**

- **Wilcoxon-Test** zum Vergleich unabhängiger Stichproben

3.2 Ergebnisse

Im nachfolgenden Abschnitt werden die Ergebnisse der Versuche zur vergleichenden Untersuchung der Wirkung zweier unterschiedlicher mikrobieller Multienzymprodukte (**mMEP 1, mMEP 2**) mit der Wirkung eines etablierten Multienzymprodukts porciner Herkunft (**pMEP-B**) sowie dem Einfluss des Fütterungsintervalls auf die Wirksamkeit eines pMEP (**pMEP-I**) graphisch und tabellarisch dargestellt. Des Weiteren wird der

Einsatz eines Emulgators (**Z**) zur Steigerung der Wirksamkeit einer Lipase beurteilt (**Lipase+Z**).

Nachfolgend aufgeführte Parameter wurden, mit Ausnahme der Stärke-Verdaulichkeit, anhand der im Rahmen der Versuchsdurchführung gewonnenen Kot- und Chymusproben ermittelt. Die Bestimmung der stärke-assoziierten Parameter erfolgte lediglich in den Chymusproben, da eine nahezu 100%ige Verdaulichkeit der Stärke über den gesamten Verdauungstrakt nachgewiesen wurde (TABELING 1998).

- Kalkulatorisch abgeleitete Werte
    - Menge von Chymus und Kot (g TS/Kollektionsintervall)
    - praecaecale Verdaulichkeit und Verdaulichkeit über den gesamten Gastrointestinaltrakt
        - scheinbare TS-Verdaulichkeit
        - scheinbare Rp-Verdaulichkeit
        - scheinbare Rfe-Verdaulichkeit
        - Stärke-Verdaulichkeit (nur praecaecal)
- Marker-bezogene Werte (analysiert/berechnet)
    - Chromoxid-Wiederfindung (%; bezogen auf die pro Kollektionsintervall aufgenommene Indikatormenge)

Gliederung der Ergebnisse

Die Gliederung der Ergebnisse der drei durchgeführten Studien erfolgt entsprechend in **drei Abschnitten**. Während in der im ersten Abschnitt vorgestellten Studie (Vergleich der Effekte von pMEP-B, mMEP 1 und mMEP 2) sowohl die Auswirkungen der Enzymsubstitution auf die **praecaecale Verdaulichkeit** als auch auf die **Verdaulichkeit über den gesamten GIT** behandelt werden, konzentriert sich die Darstellung der Ergebnisse der beiden nachfolgenden Studien (Effekte von variierenden Mahlzeitenintervallen (pMEP-I) sowie der Vergleich der Wirkung von Lipase und Lipa-

EIGENE UNTERSUCHUNGEN

se+Z) auf die Auswirkungen der Enzymsubstitution auf die Verdaulichkeit über den gesamten GIT. In allen Studien steht zunächst die Gegenüberstellung der bei PL-0 Tieren am terminalen Ileum anflutenden **Chymusmenge (g TS/12h)** bzw. der ausgeschiedenen **Kotmenge (g TS/5d)** und den entsprechenden Mengen bei K-0 Tieren im Focus; dem folgt die vergleichende Darstellung der Wirkung der studienspezifischen Enzympräparate und –dosierungen bei PL-Tieren sowie deren Vergleich zu PL-0 und K-0 Tieren bezüglich der untersuchten Parameter **TS-, Rp-, Rfe- und Stärkeverdaulichkeit (%)** sowie der **Wiederfindung von Chromoxid (%)**.

Die Ergebnisse werden dabei als Mittelwerte mit Standardabweichungen graphisch sowie tabellarisch dargestellt, alle Einzelwerte sind im Tabellenanhang (s. Kap. 8) aufgeführt.

Die abschließende Beurteilung der Effektivität der Enzymprodukte und -dosierungen erfolgt in Form eines **Rankings**. Dabei werden die Ergebnisse der Versuche an K-0 und PL-0 Tieren sowie den PL-Tieren unter Zulage der zu vergleichenden Enzympräparate gegenübergestellt und es erfolgt ein Vergleich der dosisabhängigen Wirkungen (D 1, D 2, D 3) innerhalb eines Enzympräparats sowie die Gegenüberstellung der verschiedenen Präparate innerhalb einer Dosierung. Hierbei ist das als am günstigsten zu beurteilende Enzympräparat stets jenes, welches zur deutlichsten Annäherung des Parameters an die Werte der K-0 Tiere führt.

Allgemeine Beobachtungen

Das Allgemeinbefinden der in den Versuchen eingesetzten Miniaturschweine war während der gesamten Versuchsphasen ungestört.

3.2.1 Verdaulichkeit unter dem Einfluss des porcinen MEP (pMEP-B) bzw. zweier mikrobieller MEP (mMEP 1, mMEP 2)

3.2.1.1 Praecaecale Anflutung von Chymus

Absolute Chymusmassen (g TS/12 h) am terminalen Ileum

Die im Mittel während des zwölfstündigen Kollektionszeitraums anflutende Chymusmenge betrug bei den **gesunden Kontrolltieren** 36,5 ± 5,94 g. Im Vergleich dazu war diese bei den **PL-0 Tieren ohne Enzymsupplementierung** signifikant höher (135 ± 58,5 g). Die Pankreasgangligatur bedingte somit eine Zunahme der Chymusmenge um 270 %.

Die Substitution mit **pMEP-B** ergab eine signifikante, dosisabhängige Reduktion der anflutenden absoluten Chymusmasse. Hierbei ist anzumerken, dass die Aufnahme von Dosierung 1 des pMEP-B eine numerische Zunahme der Chymusmasse gegenüber den PL-0 Tieren zur Folge hatte. Die Zulage **beider mMEP** konnte hingegen nur eine dosisabhängige, numerische Verringerung bewirken. Ein Vergleich aller eingesetzten **MEP innerhalb der gleichen Dosierung** zeigte zwischen den Tieren mit Zulage des pMEP-B und jenen mit Zulage des mMEP 1 eine signifikante Reduktion der absoluten Chymusmasse (s. Tab. 12).

Tab. 12: Absolute Chymusmassen (g TS/12 h) am terminalen Ileum der PL-Tiere in Abhängigkeit von den eingesetzten Enzympräparaten (pMEP-B, mMEP 1/2) und –dosierungen (1, 2, 3) bei 2 Mahlzeiten/Tag

	Dosis 1	Dosis 2	Dosis 3
pMEP-B	142 ± 42,8 ^{A1}	94,9 ± 23,8 ^{B1}	-
mMEP 1	86,0 ± 21,4 ^{A2}	77,0 ± 23,3 ^{A2}	57,4 ± 9,79 ^{A1}
mMEP 2	83,3 ± 36,3 ^{A1,2}	60,3 ± 11,7 ^{A1,2}	55,2 ± 12,6 ^{A1}

Signifikante Effekte der Dosierung werden innerhalb einer Zeile durch unterschiedliche Buchstaben gekennzeichnet, signifikante Effekte des Enzympräparats werden innerhalb einer Spalte durch unterschiedliche Zahlen gekennzeichnet

Die **Gegenüberstellung aller eingesetzten Tiergruppen** zeigte die signifikant niedrigere absolute Chymusmasse der **K-0 Tiere** gegenüber den **PL-Tieren mit Enzymzulage,** einzig durch Einsatz des mMEP 2, Dos. 3 wurde das Niveau der K-0 Tiere erreicht (s. Abb. 5). Zwischen der bei den **PL-0 Tieren** und denjenigen mit **Zulage der MEP** anflutenden Chymusmasse bestanden nur numerische Differenzen.

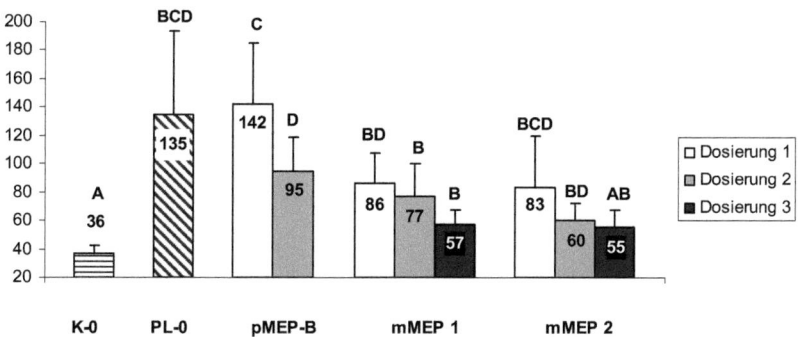

Abb. 5: Absolute Chymusmassen (g TS/12 h) der K-0 Tiere sowie der PL-Tiere ohne bzw. mit Enzymzulage (pMEP-B, mMEP 1/2) in je drei Dosierungen bei 2 Mahlzeiten/Tag

3.2.1.2 Praecaecale Verdaulichkeit der Rohnährstoffe und Stärke

Scheinbare praecaecale TS-Verdaulichkeit (%)

Während die scheinbare praecaecale TS-Verdaulichkeit (%) im zwölfstündigen Kollektionszeitraum bei den **K-0 Tieren** 86,7 ± 1,69 % betrug, war diese bei **PL-0 Tieren** (33,5 ± 9,78 %) signifikant geringer. Somit ergab sich nach der Pankreasgangligatur eine Reduktion der mittleren praecaecalen TS-Verdaulichkeit im Vergleich zu den Kontrolltieren um 61,4 %.

Der Einsatz aller **Multienzymprodukte** (pMEP-B, mMEP 1, mMEP 2) hatte einen numerischen dosisabhängigen Anstieg der scheinbaren praecaecalen TS-Verdaulichkeit zur Folge, der jedoch nur innerhalb der beiden mMEP durch Dosierung 3 gegenüber Dosierung 1 und 2 signifikant war. Ein Vergleich der drei untersuchten **MEP innerhalb einer Dosierung** zeigte lediglich eine signifikante erhöhte scheinbare TS-Verdaulichkeit durch die Dosierung 2 des mMEP 2 gegenüber selbiger des pMEP-B (s. Tab. 13).

Tab. 13: Scheinbare prc. TS-Verdaulichkeit (%) bei PL-Tieren in Abhängigkeit von den eingesetzten Enzympräparaten (pMEP-B, mMEP 1/2) und –dosierungen (1, 2, 3) bei 2 Mahlzeiten/Tag

	Dosis 1	Dosis 2	Dosis 3
pMEP-B	48,6 ± 15,7 ^{A1}	51,8 ± 27,3 ^{A1}	-
mMEP 1	55,8 ± 6,46 ^{A1}	64,0 ± 8,10 ^{A1,2}	75,4 ± 6,76 ^{B1}
mMEP 2	52,1 ± 14,8 ^{A1}	65,4 ± 10,3 ^{A2}	77,3 ± 5,61 ^{B1}

Signifikante Effekte der Dosierung werden innerhalb einer Zeile durch unterschiedliche Buchstaben gekennzeichnet, signifikante Effekte des Enzympräparats werden innerhalb einer Spalte durch unterschiedliche Zahlen gekennzeichnet

Die Substitution des **mMEP 1** und des **mMEP 2** führte innerhalb der Gruppe der pankreasgangligierten Tiere in jeder der drei Dosierungen zur signifikanten Steigerung der praecaecalen TS-Verdaulichkeit gegenüber derjenigen der **pankreasgangligierten Tiere ohne Enzymzulage**, wobei durch keines der eingesetzten Präparate das Niveau der **Kontrolltiere** erreicht werden konnte (s. Abb. 6).

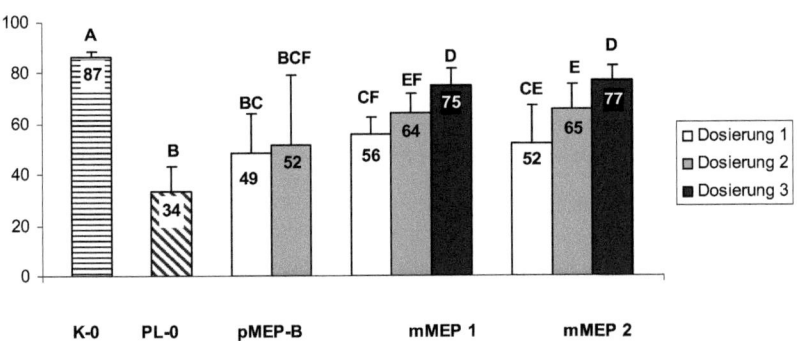

Abb. 6: Scheinbare prc. TS-Verdaulichkeit (%) bei K-0 Tieren im Vergleich zu PL-Tieren ohne bzw. mit Enzymzulage (pMEP-B, mMEP 1/2) bei 2 Mahlzeiten/Tag

EIGENE UNTERSUCHUNGEN

Scheinbare praecaecale Rp-Verdaulichkeit (%)

Die Pankreasgangligatur führte zu einer signifikanten Reduktion der Rp-Verdaulichkeit von **PL-0 Tieren** gegenüber den gesunden **K-0 Tieren** (PL-0: 28,2 ± 15,5 %; K-0: 81,8 ± 4,01 %) um 65,5 %.

In Folge der **Zulage des mMEP 1** sowie des **mMEP 2** kam es zu einem signifikanten, dosisabhängigen Anstieg der scheinbaren praecaecalen Rp-Verdaulichkeit. Die Zulage des **pMEP-B** führte nur zu einem geringfügigen numerischen Anstieg der Verdaulichkeit mit höherer Dosierung, wobei die hohe Standardabweichung (32,6 %) zu beachten ist. Die Wirkung der verschiedenen MEP **innerhalb der gleichen Dosierungen** unterschieden sich nicht (s. Tab 14).

Tab. 14: Scheinbare prc. Rp-Verdaulichkeit (%) bei PL-Tieren in Abhängigkeit von den eingesetzten Enzympräparaten (pMEP-B, mMEP 1/2) und –dosierungen (1, 2, 3) bei 2 Mahlzeiten/Tag

	Dosis 1	Dosis 2	Dosis 3
pMEP-B	45,3 ± 13,4 [A1]	46,7 ± 32,6 [A1]	-
mMEP 1	47,3 ± 6,29 [A1]	61,1 ± 6,17 [B1]	73,6 ± 7,90 [C1]
mMEP 2	27,2 ± 28,1 [A1]	53,7 ± 12,8 [B1]	68,9 ± 10,2 [C1]

Signifikante Effekte der Dosierung werden innerhalb einer Zeile durch unterschiedliche Buchstaben gekennzeichnet, signifikante Effekte des Enzympräparats werden innerhalb einer Spalte durch unterschiedliche Zahlen gekennzeichnet

Die scheinbare prc. Rp-Verdaulichkeit wurde durch Substitution des mMEP 1 in allen Dosierungen signifikant gegenüber den **PL-0 Tieren** erhöht, durch den Einsatz von mMEP 2 kam es lediglich bei Dosierung 3 zu einem signifikanten Anstieg. Die Zulage des mMEP 2 in Dosierung 1 führte zu einer numerischen Reduktion der Verdaulichkeit gegenüber derjenigen der PL-0 Tiere. Die Dosierung 3 beider mMEP bewirkte eine deutliche Erhöhung der Verdaulichkeit des Rohproteins, so dass keine signifikanten Unterschiede zum Wert der **K-0 Tiere** bestanden (s. Abb. 7).

EIGENE UNTERSUCHUNGEN

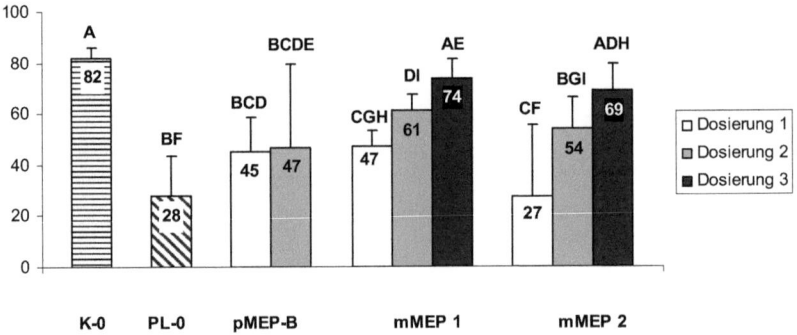

Abb. 7: Scheinbare prc. Rp-Verdaulichkeit (%) bei K-0 Tieren im Vergleich zu PL-Tieren ohne bzw. mit Enzymzulage (pMEP-B, mMEP 1/2) bei 2 Mahlzeiten/Tag

Scheinbare praecaecale Rfe-Verdaulichkeit (%)

Während die **K-0 Tiere** mit 96,3 ± 0,51 % eine nahezu vollständige scheinbare praecaecale Rfe-Verdaulichkeit aufwiesen, war diese bei den **PL-0 Tieren** (16,2 ± 18,9 %) signifikant reduziert.

Die Steigerung der scheinbaren praecaecalen Rfe-Verdaulichkeit war **innerhalb aller Enzympräparate** dosisabhängig. Signifikant war diese jedoch nur innerhalb des pMEP-B sowie zwischen Dosierung 1 und 2 gegenüber Dosierung 3 beider mMEP. Ein Vergleich der untersuchten MEP **innerhalb der gleichen Dosierungen** zeigte keine statistisch abgesicherten Differenzen bezüglich der erreichten Rfe-Verdaulichkeiten (s. Tab. 15).

Tab. 15: Scheinbare prc. Rfe-Verdaulichkeit (%) bei PL-Tieren in Abhängigkeit von den eingesetzten Enzympräparaten (pMEP-B, mMEP 1/2) und –dosierungen (1, 2, 3) bei 2 Mahlzeiten/Tag

	Dosis 1	Dosis 2	Dosis 3
pMEP-B	51,0 ± 7,94 [A1]	64,2 ± 10,2 [B1]	-
mMEP 1	49,9 ± 10,1 [A1]	59,1 ± 10,5 [A1]	79,6 ± 5,46 [B1]
mMEP 2	42,8 ± 23,4 [A1]	59,4 ± 20,0 [A1]	79,7 ± 10,2 [B1]

Signifikante Effekte der Dosierung werden innerhalb einer Zeile durch unterschiedliche Buchstaben gekennzeichnet, signifikante Effekte des Enzympräparats werden innerhalb einer Spalte durch unterschiedliche Zahlen gekennzeichnet

EIGENE UNTERSUCHUNGEN

Ein signifikanter Effekt der **Zulage der MEP** bei pankreasgangligierten Tieren gegenüber den **PL-0 Tieren** war nur bei Dosierung 2 des pMEP-B und des mMEP 1 sowie bei Dosierung 3 beider mMEP gegeben. Keine der eingesetzten Enzymdosierungen konnte die Verdaulichkeit von Rohfett auf das Niveau der pankreasintakten **K-0 Tiere** anheben (s. Abb. 8).

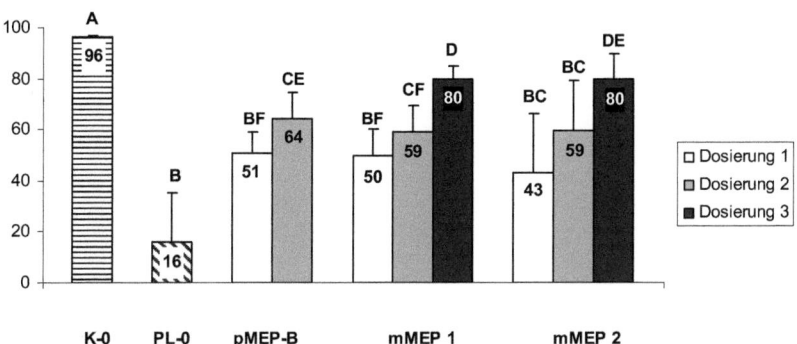

Abb. 8: Scheinbare prc. Rfe-Verdaulichkeit (%) bei K-0 Tieren im Vergleich zu PL-Tieren ohne bzw. mit Enzymzulage (pMEP-B, mMEP 1/2) bei 2 Mahlzeiten/Tag

Praecaecale Stärke-Verdaulichkeit (%)

Die praecaecale Verdaulichkeit von Stärke war bei den **gesunden Tieren** (99,0 ± 0,28 %) nahezu vollständig und signifikant höher als bei den **PL-0 Tieren** (61,1 ± 14,6 %). Somit sank die praecaecale Verdaulichkeit der Stärke nach dem Herbeiführen der exokrinen Pankreasinsuffizienz um 38,3 % ab.

Wie die vergleichende Betrachtung der **drei Dosierungen innerhalb eines jeden MEP** zeigte, war bei mMEP 2 die dosisabhängige Steigerung der Verdaulichkeit der Stärke durch alle Dosierungen statistisch abzusichern, während der Einsatz von mMEP 1 nur bei der Erhöhung von Dos. 1 auf Dos. 2 zu einem signifikanten Anstieg führte und die Steigerung der Verdaulichkeit bei pMEP-B nur numerischer Natur war. Während sich bei einem Vergleich der **durch die selbe Dosierung erzielten Resul-**

tate bei den Gruppen mMEP 1 und mMEP 2 keine statistisch abzusichernden Unterschiede ergaben, war die Wirkung des pMEP-B in der niedrigsten Dosierung signifikant geringer als die des mMEP 1 in der vergleichbaren Dosierung. Ebenso bestand ein signifikanter Unterschied zwischen Dosierung 2 beider mMEP gegenüber den erneut geringeren Werten nach Einsatz des pMEP-B (s. Tab. 16).

Tab. 16: Praecaecale Stärke-Verdaulichkeit (%) bei PL-Tieren in Abhängigkeit von den eingesetzten Enzympräparaten (pMEP-B, mMEP 1/2) und –dosierungen (1, 2, 3) bei 2 Mahlzeiten/Tag

	Dosis 1	Dosis 2	Dosis 3
pMEP-B	63,4 ± 27,2 [A1]	70,6 ± 24,8 [A1]	-
mMEP 1	81,5 ± 13,2 [A2]	87,1 ± 12,6 [B2]	91,1 ± 8,00 [B1]
mMEP 2	81,5 ± 14,8 [A1,2]	92,5 ± 3,96 [B2]	96,1 ± 2,77 [C1]

Signifikante Effekte der Dosierung werden innerhalb einer Zeile durch unterschiedliche Buchstaben gekennzeichnet, signifikante Effekte des Enzympräparats werden innerhalb einer Spalte durch unterschiedliche Zahlen gekennzeichnet

Die Verdaulichkeit von Stärke konnte durch keines der eingesetzten Enzympräparate auf das Niveau eines **gesunden Individuums** angehoben werden, ein signifikanter Anstieg der Verdaulichkeit gegenüber den Werten der **pankreasinsuffizienten Tiere ohne Enzymzulage** wurde allerdings durch die Supplementierung des mMEP 1 (alle Dosierungen) sowie des mMEP 2 (Dos. 2, Dos. 3) erreicht (s. Abb. 9).

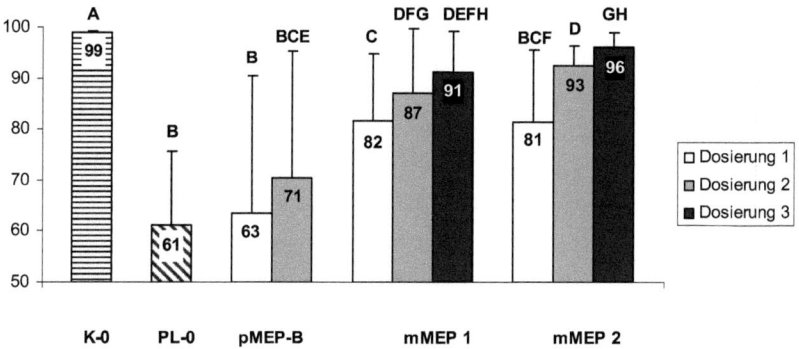

Abb. 9: Praecaecale Stärke-Verdaulichkeit (%) bei K-0 Tieren im Vergleich zu PL-Tieren ohne bzw. mit Enzymzulage (pMEP-B, mMEP 1/2) bei 2 Mahlzeiten/Tag

Cr_2O_3-Wiederfindung (%)

Die praecaecale Chromoxid-Wiederfindung variierte bei allen Gruppen mit Enzymzulage zwischen 81,4 und 114 % (s. Tab. 17). Der Wert bei den K-0 Tieren betrug 113 ± 21,5 %, derjenige der PL-0 Tiere 88,0 ± 35,0 %. Zwischen **keiner der Versuchsgruppen und Dosierungen** bestand ein **statistisch abzusichernder Unterschied**.

Tab. 17: Prc. Cr_2O_3-Wiederfindung (%) bei PL-Tieren in Abhängigkeit von den eingesetzten Enzympräparaten (pMEP-B, mMEP 1/2) und –dosierungen (1, 2, 3) bei 2 Mahlzeiten/Tag

	Dosis 1	Dosis 2	Dosis 3
pMEP-B	114 ± 28,4 [A1]	103 ± 9,37 [A1]	43,9 ± 42,3 [A1]
mMEP 1	97,5 ± 24,5 [A1]	92,9 ± 16,9 [A1]	97,5 ± 10,9 [A1]
mMEP 2	81,4 ± 32,4 [A1]	81,7 ± 33,4 [A1]	107 ± 23,6 [A1]

Signifikante Effekte der Dosierung werden innerhalb einer Zeile durch unterschiedliche Buchstaben gekennzeichnet, signifikante Effekte des Enzympräparats werden innerhalb einer Spalte durch unterschiedliche Zahlen gekennzeichnet

3.2.1.3 Praecaecale Wirkung der getesteten Enzymprodukte

Die **pankreasgangligierten Tiere ohne Enzymzulage** wiesen bezüglich aller untersuchter Parameter (Chymusmasse g TS/12 h; TS-, Rp-, Rfe- und Stärke-Verdaulichkeit %) eine signifikant nachteilige Veränderung gegenüber den innerhalb der Gruppe der pankreasintakten **Kontrolltiere** ermittelten Werten auf.

Die Zulage der **mMEP 1 und 2** führte gegenüber der Zulage des **pMEP-B** bereits in Dosierung 1 zu einer signifikanten Reduktion der praecaecal anflutenden Chymusmasse (mMEP 1) sowie einer signifikant höheren Verdaulichkeit von Trockensubstanz (mMEP 2) und Stärke (mMEP 1).

Während die Substitution der drei verschiedenen Multienzymprodukte (pMEP-B, mMEP 1, mMEP 2) bei PL-Tieren in keiner der eingesetzten Dosierungen die praecaecal anflutende Chymusmasse gegenüber den PL-0 Tieren signifikant reduzieren konnte, zeigten sich bei der Betrachtung der übrigen Parameter deutliche Unterschiede bezüglich der Wirkung der drei MEP. Die Zulage des **Multienzymprodukts porcinen Ursprungs** führte nur in Dosierung 2 zu einem signifikanten Anstieg der Rfe-Verdaulichkeit der PL-Tiere gegenüber jener der PL-0 Tiere (s. Abb. 8). Im Gegensatz dazu bedingte die Mehrzahl der zugelegten Dosierungen der **mikrobiell gewonnenen Multienzymprodukte 1 und 2** eine signifikante Erhöhung der untersuchten Parameter gegenüber den Werten der PL-0 Tiere. Ausgenommen eines Falles (s. Abb. 8; mMEP 1, D1) bedingte die Zulage aller Dosierungen des mMEP 1 eine signifikante Erhöhung der TS-, Rp-, Rfe- und Stärke-Verdaulichkeit gegenüber den Werten der PL-Tiere ohne Enzymzulage. Während die Substitution des mMEP 2 in allen drei Dosierungen eine signifikante Steigerung der scheinbaren praecaecalen TS-Verdaulichkeit gegenüber den Werten der PL-0 bewirken konnte, war eine signifikante Anhebung der Stärke- sowie Rfe- und Rp-Verdaulichkeit erst durch Dosierung 2 und 3 bzw. durch Dosierung 3 möglich.

Insgesamt wurde die **Überlegenheit der Wirkung des mMEP 1 und des mMEP 2** gegenüber dem porcinen Multienzymprodukt deutlich (s. Tab. 18). Auch wenn durch das mMEP 2 eine stärkere numerische Annäherung an die Werte der K-0 Tiere ge-

EIGENE UNTERSUCHUNGEN

lang, zeigte der Vergleich der Effekte beider mMEP **keine statistisch abzusichernden Differenzen**.

Tab. 18: Ranking der Behandlungseffekte des pMEP-B sowie der mMEP 1/2 anhand der absoluten Chymusmasse (g TS/12 h) am terminalen Ileum sowie der prc. TS-, Rp-, Rfe- und Stärke-Verdaulichkeit (%)

	geringste Chymusmasse ⟷ höchste Chymusmasse
absolute Chymusmasse[a]	K-0 < mMEP 2 (D3) < mMEP 1 (D3) < mMEP 2 (D2) < mMEP 1 (D2) < mMEP 2 (D1) < mMEP 1 (D1) < pMEP-B (D2) < **PL-0** < pMEP-B (D1)
	höchste Verdaulichkeit ⟷ geringste Verdaulichkeit
TS	**K-0** >[1] mMEP 2 (D3) >[2] mMEP 1 (D3) >[2] mMEP 2 (D2) >[2] mMEP 1 (D2) >[1] mMEP 1(D1) >[2] mMEP 2 (D1) = pMEP-B (D2) >[2] pMEP-B (D1)>[2] **PL-0**
Rp[a]	**K-0** > mMEP 1 (D3) > mMEP 2 (D3) > mMEP 1 (D2) > mMEP 2 (D2) > pMEP-B (D2) = mMEP 1 (D1) > pMEP-B (D1) > **PL-0** > mMEP (D1)
Rfe	**K-0** >[1] mMEP 2 (D3) = mMEP 1 (D3) >[1] pMEP-B (D2) >[2] mMEP 2 (D2) = mMEP 1 (D2) >[2] pMEP-B (D1) >[2] mMEP 1 (D1) >[2] mMEP 2 (D1) >[2] **PL-0**
Stärke	**K-0** >[1] mMEP 2 (D3) >[1] mMEP 2 (D2) >[2] mMEP 1 (D3) >[2] mMEP 1 (D2) >[1] mMEP 1 (D1) >[2] mMEP 2 (D1) >[2] pMEP-B (D2) >[2] pMEP-B (D1) >[2] **PL-0**

[a] = nur numerische Unterschiede zwischen den aufgeführten Werten
[1] = signifikant höhere Werte
[2] = numerisch höhere Werte

3.2.1.4 Absolute Kotmasse im Kollektionsintervall

Absolute Kotmassen (g TS/5d)

Die Pankreasgangligatur bewirkte einen signifikanten Anstieg der im fünftägigen Kollektionszeitraum abgesetzten Kotmenge, sie war bei den **PL-0 Tieren** (629 ± 166 g) etwa um das 3,5fache gegenüber den **K-0 Tieren** (179 ± 20,7 g) erhöht.

Der **Vergleich der MEP innerhalb der gleichen Dosierungen** zeigte nur numerische Unterschiede, ebenso war bei pMEP-B und mMEP 2 eine lediglich numerische dosisabhängige Reduktion der Kotmasse zu beobachten. Einzig bei mMEP 1, Dosierung 1 war eine signifikante dosisabhängige Steigerung gegenüber den übrigen Dosierungen gegeben (s. Tab 19).

Tab. 19: Absolute Kotmassen (g TS/5d) bei PL-Tieren in Abhängigkeit von den eingesetzten Enzympräparaten (pMEP-B, mMEP 1/2) und –dosierungen (1, 2, 3) bei 2 Mahlzeiten/Tag

	Dosis 1	Dosis 2	Dosis 3
pMEP-B	491 ± 68,2 [A1]	433 ± 101 [A1]	311 ± 96,3 [A1]
mMEP 1	541 ± 125 [A1]	319 ± 132 [B1]	215 ± 71,2 [B1]
mMEP 2	431 ± 156 [A1]	372 ± 99,7 [A1]	237 ± 91,6 [A1]

Signifikante Effekte der Dosierung werden innerhalb einer Zeile durch unterschiedliche Buchstaben gekennzeichnet, signifikante Effekte des Enzympräparats werden innerhalb einer Spalte durch unterschiedliche Zahlen gekennzeichnet

Insgesamt bedingten alle eingesetzten Enzympräparate eine numerische, dosisabhängige Reduktion der Kotmassen im Vergleich zu der Gruppe der PL-0 Tiere. Statistisch war diese Reduktion gegenüber den Ergebnissen der PL-0 Tiere bei allen MEP in Dosierung 3 abzusichern, lediglich das mMEP 1 führte bereits in Dosierung 2 zu einem signifikanten Absinken der ermittelten Werte. Während die Dosierungen 2 und 3 des mMEP 1 sowie die Dosierung 3 des mMEP 2 die Kotmasse auf das Niveau der **K-0 Tiere** reduzierten, hatte keine der Dosierungen des pMEP-B einen vergleichbaren Effekt (s. Abb. 14).

EIGENE UNTERSUCHUNGEN

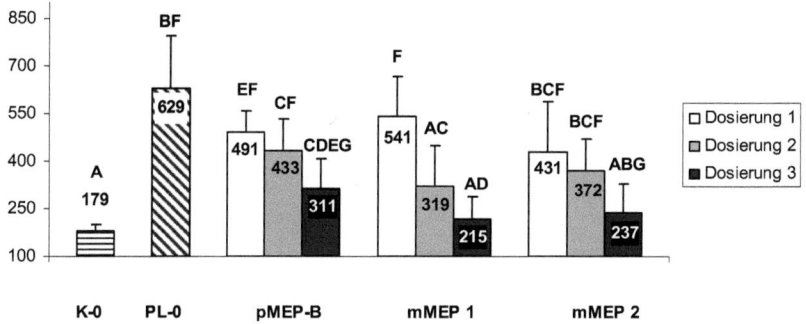

Abb. 14: Absolute Kotmassen (g TS/5d) bei K-0 Tieren im Vergleich zu PL-Tieren ohne bzw. mit Enzymzulage (pMEP-B, mMEP 1/2) in je drei Dosierungen bei 2 Mahlzeiten/Tag

3.2.1.5 Verdaulichkeit der Rohnährstoffe über den gesamten Gastrointestinaltrakt

Scheinbare TS-Verdaulichkeit über den gesamten GIT (%)

Die scheinbare TS-Verdaulichkeit über den gesamten Verdauungstrakt war bei den **K-0 Tieren** (92,8 ± 0,52 %) signifikant höher als bei den **pankreasinsuffizienten Tieren** (59,6 ± 3,75 %). Somit lag bei dem Vergleich zwischen K-0 und PL-0 Tieren eine Reduktion der Verdaulichkeit um 36 % vor.

Der Einsatz der **Multienzympräparate** führte in der höchsten Dosierung des pMEP-B und des mMEP 2 zur signifikanten Steigerung der Verdaulichkeit der Trockensubstanz über den gesamten Verdauungstrakt gegenüber den beiden niedrigeren Dosierungen. Innerhalb des mMEP 1 kam es zu einer signifikanten, dosisabhängigen Zunahme der TS-Verdaulichkeit. Durch den **Vergleich aller MEP innerhalb einer Dosierung** zeigte sich nur in der mittleren Dosierung eine signifikant effektivere Wirkung des mMEP 1 gegenüber dem pMEP (s. Tab. 20).

EIGENE UNTERSUCHUNGEN

Tab. 20: Scheinbare TS-Verdaulichkeit (%) über den gesamten GIT bei PL-Tieren in Abhängigkeit von den eingesetzten Enzympräparaten (pMEP-B, mMEP 1/2) und –dosierungen (1, 2, 3) bei 2 Mahlzeiten/Tag

	Dosis 1	Dosis 2	Dosis 3
pMEP-B	74,6 ± 5,29 [A1]	77,7 ± 3,54 [A1]	85,5 ± 3,62 [B1]
mMEP 1	75,2 ± 2,86 [A1]	81,5 ± 3,96 [B2]	88,5 ± 1,78 [C1]
mMEP 2	74,6 ± 3,55 [A1]	78,5 ± 5,64 [A12]	88,7 ± 1,65 [B1]

Signifikante Effekte der Dosierung werden innerhalb einer Zeile durch unterschiedliche Buchstaben gekennzeichnet, signifikante Effekte des Enzympräparats werden innerhalb einer Spalte durch unterschiedliche Zahlen gekennzeichnet

Jedes der drei substituierten **Multienzymprodukte** bewirkte eine dosisabhängige Steigerung der Gesamtverdaulichkeit der Trockensubstanz, die sich in allen Fällen signifikant von den bei den **PL-0 Tieren** erreichten Werten abhob, aber in keinem Fall das Niveau der **K-0 Tiere** erreichte (s. Abb. 15).

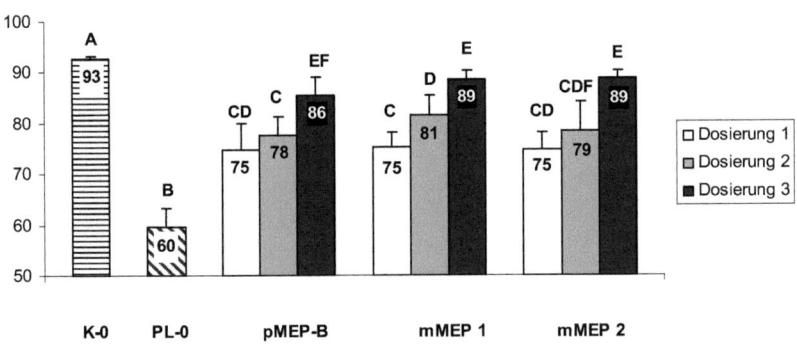

Abb. 15: Scheinbare TS-Verdaulichkeit (%) über den gesamten GIT bei K-0 Tieren im Vergleich zu PL-Tieren ohne bzw. mit Enzymzulage (pMEP-B, mMEP 1/2) in je drei Dosierungen bei 2 Mahlzeiten/Tag

Scheinbare Rp-Verdaulichkeit über den gesamten GIT (%)

Bei einem Vergleich der scheinbaren Rp-Verdaulichkeit über den gesamten Verdauungstrakt bei **gesunden** (K-0: 91,9 ± 0,42 %) und **pankreasinsuffizienten Tieren** ohne Enzymzulage (PL-0: 51,7 ± 8,84 %) ließ sich eine signifikante Reduktion um 44,0 % bei fehlender Enzymzulage ermitteln.

Der Einsatz des **mMEP 1** bedingte, ebenso wie der des **mMEP 2**, eine signifikante, dosisabhängige Steigerung der Gesamtverdaulichkeit von Rohprotein. Bei Verwendung des **pMEP-B** kam es dagegen nur durch den Einsatz der höchsten Dosierung zu einem signifikanten Anstieg der Verdaulichkeit. Verglich man die Wirkung der Multienzymprodukte **innerhalb einer Dosierung,** so zeigte sich durch den Einsatz des mMEP 1 in jedem Fall eine signifikante Steigerung der Rp-Gesamtverdaulichkeit gegenüber dem pMEP-B sowie innerhalb der Dosierung 2 auch gegenüber dem mMEP 2. Das mMEP 2 führte nur in der höchsten Dosierung zu einer signifikanten Zunahme der Verdaulichkeit gegenüber dem pMEP-B (s. Tab. 21).

Tab. 21: Scheinbare Rp-Verdaulichkeit (%) über den gesamten GIT bei PL-Tieren in Abhängigkeit von den eingesetzten Enzympräparaten (pMEP-B, mMEP 1/2) und –dosierungen (1, 2, 3) bei 2 Mahlzeiten/Tag

	Dosis 1	Dosis 2	Dosis 3
pMEP-B	65,7 ± 5,85 ^{A1}	68,9 ± 4,61 ^{A1}	81,0 ± 3,25 ^{B1}
mMEP 1	76,8 ± 3,40 ^{A2}	83,9 ± 3,28 ^{B2}	88,9 ± 1,64 ^{C2}
mMEP 2	71,4 ± 9,06 ^{A12}	80,0 ± 4,55 ^{B1}	86,4 ± 3,76 ^{C2}

Signifikante Effekte der Dosierung werden innerhalb einer Zeile durch unterschiedliche Buchstaben gekennzeichnet, signifikante Effekte des Enzympräparats werden innerhalb einer Spalte durch unterschiedliche Zahlen gekennzeichnet

Selbst bei höchster Dosierung des pMEP-B erreichte die scheinbare Rfe-Verdaulichkeit statistisch lediglich das Niveau des mMEP 2, Dosierung 2. Bei einem Vergleich der beiden mMEP zeigte sich nur in Dosierung 2 eine signifikant höhere Gesamtverdaulichkeit durch mMEP 1, die sogar das Niveau der Dosierung 3 des mMEP 2 erreichte.

Die Substitution eines jeden der drei eingesetzten **MEP** führte zu einer signifikanten Anhebung der scheinbaren Gesamtverdaulichkeit von Rohprotein gegenüber den **PL-Tieren ohne Enzymzulage**, diese war jedoch in keinem Fall deutlich genug, um das Niveau der **Kontrolltiere** zu erreichen (s. Abb. 16).

EIGENE UNTERSUCHUNGEN

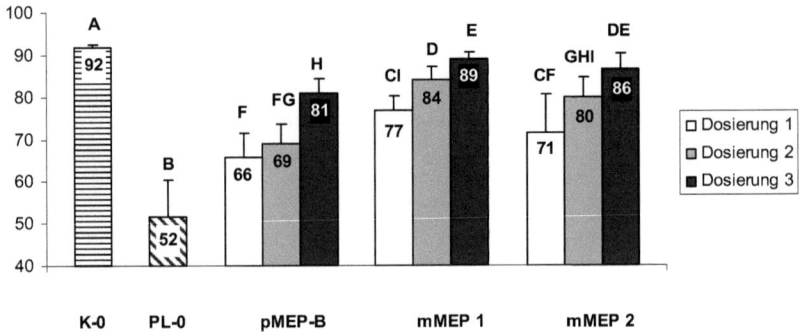

Abb. 16: Scheinbare Rp-Verdaulichkeit (%) über den gesamten GIT bei K-0 Tieren im Vergleich zu PL-Tieren ohne bzw. mit Enzymzulage (pMEP-B, mMEP 1/2) in je drei Dosierungen bei 2 Mahlzeiten/Tag

Scheinbare Rfe-Verdaulichkeit über den gesamten GIT (%)

Die Pankreasgangligatur bedingte in der Gruppe der **PL-Tiere** (25,2 ± 6,61 %) eine signifikant niedrigere scheinbare Verdaulichkeit des Rohfetts im Vergleich zu den **gesunden Kontrolltieren** (94,1 ± 1,05 %).

Bei **gleicher Dosierung** des pMEP-B sowie des mMEP 1 und des mMEP 2 waren die Effekte vergleichbar. **Innerhalb der einzelnen MEP** kam es in jedem Fall zur dosisabhängigen Erhöhung der Verdaulichkeit, signifikant war diese jedoch nur zwischen allen Dosierungen des mMEP 1 sowie zwischen den Dosierungen 2 und 3 des mMEP 2 und des pMEP-B (s. Tab. 22).

Tab. 22: Scheinbare Rfe-Verdaulichkeit (%) über den gesamten GIT bei PL-Tieren in Abhängigkeit von den eingesetzten Enzympräparaten (pMEP-B, mMEP 1/2) und –dosierungen (1, 2, 3) bei 2 Mahlzeiten/Tag

	Dosis 1	Dosis 2	Dosis 3
pMEP-B	59,3 ± 9,40 ^{AB1}	65,6 ± 7,12 ^{A1}	80,5 ± 6,33 ^{B1}
mMEP 1	55,9 ± 6,38 ^{A1}	68,5 ± 8,55 ^{B1}	85,0 ± 2,18 ^{C1}
mMEP 2	56,5 ± 6,94 ^{A1}	60,5 ± 14,5 ^{A1}	83,8 ± 3,31 ^{B1}

Signifikante Effekte der Dosierung werden innerhalb einer Zeile durch unterschiedliche Buchstaben gekennzeichnet, signifikante Effekte des Enzympräparats werden innerhalb einer Spalte durch unterschiedliche Zahlen gekennzeichnet

EIGENE UNTERSUCHUNGEN

Die Rfe-Verdaulichkeit über den gesamten Verdauungstrakt war bei **PL-Tieren mit Enzymzulage** gegenüber den **PL-0 Tieren** signifikant erhöht (Ausnahme mMEP 2, Dosierung 2), selbst die niedrigste Dosierung der eingesetzten MEP konnte diese mehr als verdoppeln. Allerdings zeigten sich zwischen den Werten der PL-Tiere und jenen der **K-0 Tiere** selbst bei Substitution der verschiedenen MEP in der höchsten Dosierung signifikante Unterschiede (s. Abb. 17).

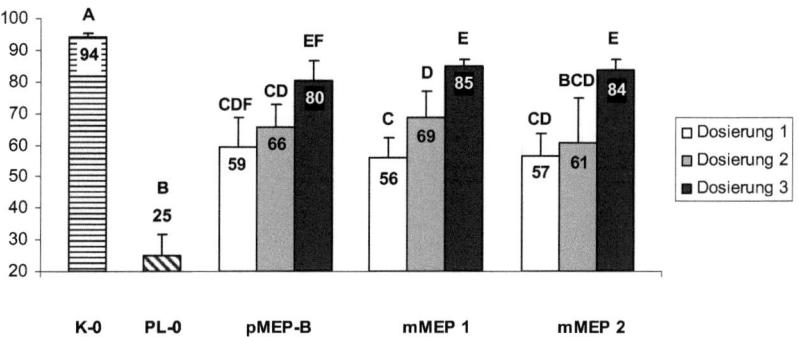

Abb. 17: Scheinbare Rfe-Verdaulichkeit (%) über den gesamten GIT bei K-0 Tieren im Vergleich zu PL-Tieren ohne bzw. mit Enzymzulage (pMEP-B, mMEP 1/2) in je drei Dosierungen bei 2 Mahlzeiten/Tag

Cr_2O_3- Wiederfindung (%) im Kot

Die Chromoxid-Wiederfindung im Kot maß bei allen Versuchsgruppen zwischen 65,2 und 89,9 %. Die numerisch höchste Wiederfindungsrate wurde bei den **K-0 Tieren** ermittelt, die niedrigste in der Gruppe der **PL-Tiere ohne Enzymsubstitution**. Während der Unterschied zwischen diesen Gruppen statistisch abzusichern war, bestanden keine signifikante Unterschiede innerhalb der Gruppe der **PL-Tiere** (s. Tab. 23). Lediglich zwischen K-0 Tieren und der Tiergruppe mit Zulage des pMEP-B, Dosierung 1, sowie zwischen selbigem in Dosierung 2 und der Gruppe der PL-0 Tiere bestand ein signifikanter Effekt (s. Abb. 18).

EIGENE UNTERSUCHUNGEN

Tab. 23: Cr_2O_3-Wiederfindung im Kot (%) bei PL-Tieren in Abhängigkeit von den eingesetzten Enzympräparaten (pMEP-B, mMEP 1/2) und –dosierungen (1, 2, 3) bei 2 Mahlzeiten/Tag

	Dosis 1	Dosis 2	Dosis 3
pMEP-B	74,2 ± 13,1 [A1]	85,6 ± 10,4 [A1]	87,1 ± 8,70 [A1]
mMEP 1	87,2 ± 15,9 [A1]	70,1 ± 29,7 [A1]	76,6 ± 26,2 [A1]
mMEP 2	66,3 ± 31,2 [A1]	76,7 ± 23,3 [A1]	84,7 ± 30,8 [A1]

Signifikante Effekte der Dosierung werden innerhalb einer Zeile durch unterschiedliche Buchstaben gekennzeichnet, signifikante Effekte des Enzympräparats werden innerhalb einer Spalte durch unterschiedliche Zahlen gekennzeichnet

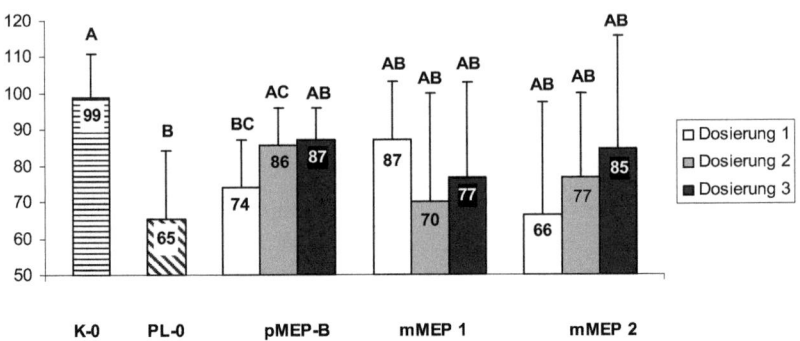

Abb. 18: Cr_2O_3-Wiederfindung im Kot (%) bei K-0 Tieren im Vergleich zu PL-Tieren ohne bzw. mit Enzymzulage (pMEP-B, mMEP 1/2) in je drei Dosierungen bei 2 Mahlzeiten/Tag

3.2.1.6 Wirkung der getesteten Enzymprodukte auf die Verdaulichkeit über den gesamten GIT

Ein signifikanter Unterschied bestand zwischen der ausgeschiedenen absoluten Kotmasse sowie der TS-, Rp- und Rfe-Verdaulichkeit über den gesamten GIT von den K-0 Tieren und dem durch die PL-0 Tiere erreichten Niveau.

Durch den Einsatz der Enzympräparate wurde der Parameter „Kotmasse" dosisabhängig reduziert (s. Abb. 14). Der Einsatz aller MEP führte zu einem signifikanten Anstieg der TS-, Rp- und Rfe-Verdaulichkeit gegenüber den innerhalb der Gruppe der PL-Tiere ohne Enzymzulage ermittelten Werten, der Unterschied zum Niveau der pankreasintakten K-0 Tiere blieb allerdings ebenfalls signifikant. Sowohl das pMEP-B als auch das mMEP 1 und das mMEP 2 zeigten einen dosisabhängigen Anstieg der Wirkung, wobei Dosierung 3 bei jedem der untersuchten Parameter zu einer signifikanten Zunahme der Verdaulichkeit gegenüber den niedrigeren Dosierungen führte. Eine **Rangfolge der Effizienz der MEP** ergab bezüglich der TS-Verdaulichkeit eine signifikant höhere Wirkung des mMEP 1 (D2) gegenüber dem pMEP-B (D2), ebenso war das mMEP 1 bezüglich der Rp-Verdaulichkeit in allen Dosierungen signifikant wirksamer als das pMEP-B. Das mMEP 2 führte lediglich in Dosierung 3 zu einer signifikant höheren Rp-Verdaulichkeit als durch das pMEP-B in der selben Dosierung erreicht wurde. Ein Unterschied zwischen den mMEP bestand nur bei der Rp-Verdaulichkeit, bei Dosierung 2 war die Wirkung des mMEP 1 gegenüber der des mMEP 2 signifikant gesteigert. Eine Rangierung der mMEP ist nicht möglich, da nur bei einzelnen Dosierungen und Parametern signifikante Unterschiede gegeben waren (s. Tab. 24).

Tab. 24: Ranking der Behandlungseffekte anhand der absoluten Kotmasse (g TS/5 d) sowie der Verdaulichkeit von Trockensubstanz, Rohprotein und Rohfett (%) über den gesamten GIT

	geringste Kotmasse ←——————→ höchste Kotmasse
absolute Kotmasse[a]	**K-0** < mMEP 1 (D3) < mMEP 2 (D3) < pMEP-B 2 (D3) < mMEP 1 (D2) < mMEP 2 (D2) < mMEP 2 (D1) < pMEP-B (D2) < pMEP-B (D1) < mMEP 1 (D1) < **PL-0**
	höchste Verdaulichkeit ←——————→ geringste Verdaulichkeit
TS	**K-0** $>^1$ mMEP 1 (D3) = mMEP 2 (D3) $>^2$ pMEP-B (D3) $>^1$ mMEP 1 (D2) $>^2$ mMEP 2 (D2) $>^2$ pMEP-B (D2) $>^2$ pMEP-B (D1) = mMEP 1 (D1) = mMEP 2 (D1) $>^1$ **PL-0**
Rp	**K-0** $>^1$ mMEP 1 (D3) $>^2$ mMEP 2 (D3) $>^2$ mMEP 1 (D2) $>^1$ pMEP-B (D3) $>^2$ mMEP 2 (D2) $>^2$ mMEP 1 (D1) $>^2$ mMEP 2 (D1) $>^2$ pMEP-B (D2) $>^2$ pMEP-B (D1) $>^1$ **PL-0**
Rfe	**K-0** $>^1$ mMEP 1 (D3) $>^2$ mMEP 2 (D3) $>^2$ pMEP-B (D3) $>^1$ mMEP 1 (D2) $>^2$ pMEP-B (D2) $>^2$ mMEP 2 (D2) $>^2$ pMEP-B (D1) $>^2$ mMEP 2 (D1) $>^2$ mMEP 1 (D1) $>^1$ **PL-0**

[a]= nur numerische Unterschiede zwischen den aufgeführten Werten
[1]= signifikant höhere Werte
[2]= numerisch höhere Werte

3.2.2 Beeinflussung der Verdaulichkeit über den gesamten GIT durch Variation des Mahlzeitenintervalls

(Versuch pMEP-I)

3.2.2.1 Absolute Kotmasse im Kollektionsintervall

Absolute Kotmassen (g TS/5d)

Die während des fünftägigen Kollektionszeitraums abgesetzte Kotmasse betrug bei **K-0 Tieren** 179 ± 20,7 g. Im Vergleich dazu kam es bei **PL-0 Tieren** (556 ± 176 g) ohne Enzymsupplementierung zum signifikanten Anstieg der faecalen Ausscheidungen um den Faktor 3.

Durch die Verteilung der täglichen Futter- und Enzymmenge auf **2, 3 oder 4 Mahlzeiten** konnte kein Effekt erzielt werden, ebenso wenig hatte die **Enzymdosierung** einen Einfluss auf die Kotmasse (s. Tab. 25).

Tab. 25: Absolute Kotmassen (g TS/5d) der PL-Tiere in Abhängigkeit von Enzymzulage bzw. Mahlzeitenfrequenz

	Mahlzeiten /Tag	Dosis 1	MW Dosis 1	Dosis 3	MW Dosis 3
pMEP-I	2	491 ± 230		307 ± 65,0	
	3	507 ± 124	480 ± 183^A	458 ± 237	365 ± 152^A
	4	513 ± 232		331 ± 83,3	

Die durch die Enzymzulage (pMEP-I) in 2 Dosierungen bei 2, 3 oder 4 Mahlzeiten entstehenden Effekte waren in keinem Fall statistisch abzusichern; signifikante Effekte des Mittelwerts der Dosierungen werden innerhalb einer Zeile durch unterschiedliche Buchstaben gekennzeichnet

Die Zulage des **pMEP-I** konnte, trotz deutlicher numerischer Reduktion, weder die bei den PL-Tieren anflutende Kotmasse auf das Niveau der gesunden **K-0 Tiere** reduzieren, noch kam es zur signifikanten Abnahme der Kotmassen gegenüber denen der **PL-0 Tiere** (s. Abb. 19).

EIGENE UNTERSUCHUNGEN

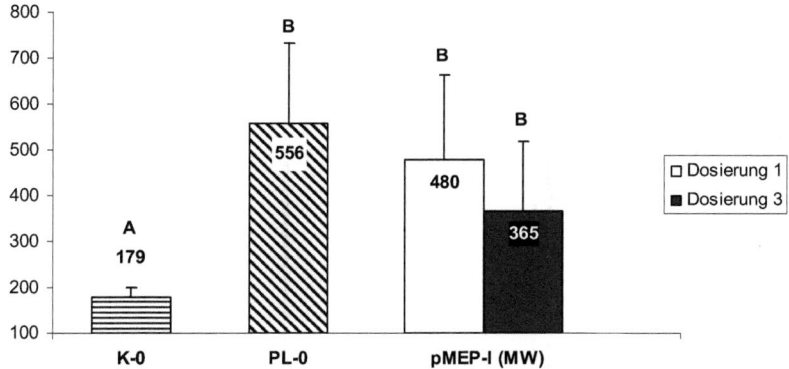

Abb. 19: Absolute Kotmassen (g TS/5d) bei K-0 und PL-0 Tieren (2 Mahlzeiten/Tag) sowie nach Enzymzulage bei PL-Tieren (pMEP-I in zwei Dosierungen; dargestellt ist der Mittelwert aller Mahlzeitenintervalle)

3.2.2.2 Verdaulichkeit der Rohnährstoffe über den gesamten Gastrointestinaltrakt

Scheinbare TS-Verdaulichkeit (%) über den gesamten GIT

Die Verdaulichkeit der Trockensubstanz über den gesamten Verdauungstrakt bei **PL-0 Tieren** (65,4 ± 8,31 %) war im Vergleich zu jener der **K-0 Tiere** (92,8 ± 0,52 %) signifikant reduziert.

Eine gesteigerte **Mahlzeitenfrequenz** zeigte keinen Einfluss auf die scheinbare Verdaulichkeit der Trockensubstanz über den gesamten GIT (s. Tab. 26).

EIGENE UNTERSUCHUNGEN

Tab. 26: Scheinbare TS-Verdaulichkeit (%) über den gesamten GIT bei PL-Tieren in Abhängigkeit von Enzymzulage bzw. Mahlzeitenfrequenz

	Mahlzeiten /Tag	Dosis 1	MW Dosis 1	Dosis 3	MW Dosis 3
pMEP-I	2	76,1 ± 6,25		86,4 ± 2,09	
	3	75,5 ± 4,30	77,6 ± 4,98^A	81,0 ± 7,62	85,8 ± 3,11^B
	4	75,8 ± 7,02		85,6 ± 3,28	

Die durch die Enzymzulage (pMEP-I) in 2 Dosierungen bei 2, 3 oder 4 Mahlzeiten entstehenden Effekte waren in keinem Fall statistisch abzusichern; signifikante Effekte des Mittelwerts der Dosierungen werden innerhalb einer Zeile durch unterschiedliche Buchstaben gekennzeichnet

Die Substitution des **pMEP-I** bedingte in der Gruppe der PL-Tiere zwar eine dosisabhängige, statistisch abzusichernde Steigerung der TS-Gesamtverdaulichkeit gegenüber den **PL-0 Tieren**, ein signifikanter Unterschied zur Verdaulichkeit **gesunder Kontrolltiere** blieb jedoch bestehen (s. Abb. 20).

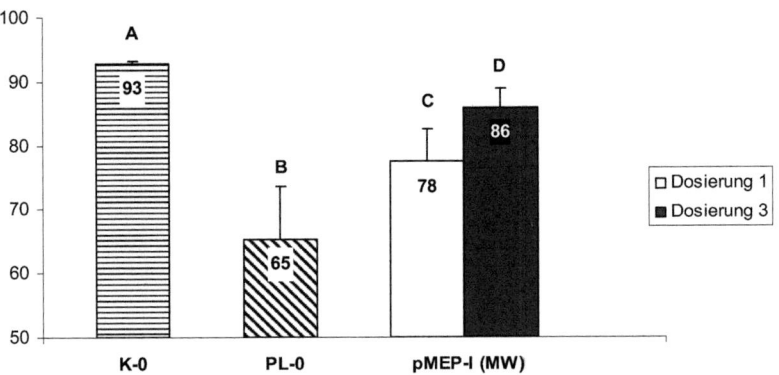

Abb. 20: Scheinbare TS-Verdaulichkeit (%) über den gesamten GIT bei K-0 und PL-0 Tieren (2 Mahlzeiten/Tag) sowie nach Enzymzulage bei PL-Tieren (pMEP-I in zwei Dosierungen; dargestellt ist der Mittelwert aller Mahlzeitenintervalle)

EIGENE UNTERSUCHUNGEN

Scheinbare Rp-Verdaulichkeit (%) über den gesamten GIT

Die scheinbare Verdaulichkeit des Rohproteins über den gesamten Verdauungstrakt war bei **K-0 Tieren** (91,9 ± 0,42 %) signifikant höher als in der Gruppe der **PL-0 Tiere**, bei denen die Gesamtverdaulichkeit lediglich 53,1 ± 16,0 % betrug. Somit kam es durch die Ligatur des Pankreasgangs zum Absinken der scheinbaren Rp-Gesamtverdaulichkeit um 42,2 %.

Während durch die Variation des **Mahlzeitenintervalls** keine Steigerung der scheinbaren Rp-Verdaulichkeit möglich war, zeigte der Vergleich der alle Mahlzeiten umfassenden Mittelwerte, dass die Enzymzulage zu einer signifikanten, dosisabhängigen Zunahme dieser führte (s. Tab. 27).

Tab. 27: Scheinbare Rp-Verdaulichkeit (%) über den gesamten GIT bei PL-Tieren in Abhängigkeit von Enzymzulage bzw. Mahlzeitenfrequenz

	Mahlzeiten /Tag	Dosis 1	MW Dosis 1	Dosis 3	MW Dosis 3
pMEP-I	2	62,9 ± 9,78		83,6 ± 3,01	
	3	62,1 ± 7,44	64,6 ± 9,00^A	81,9 ± 7,75	83,9 ± 3,65^B
	4	65,4 ± 9,72		83,2 ± 4,16	

Die durch die Enzymzulage (pMEP-I) in 2 Dosierungen bei 2, 3 oder 4 Mahlzeiten entstehenden Effekte waren in keinem Fall statistisch abzusichern; signifikante Effekte des Mittelwerts der Dosierungen werden innerhalb einer Zeile durch unterschiedliche Buchstaben gekennzeichnet

Durch die Zulage des **pMEP-I** konnte die Rp-Gesamtverdaulichkeit der PL-Tiere weder auf das Niveau der **K-0 Tiere** angehoben werden, noch war es möglich durch die niedrigere Dosierung eine signifikante Steigerung der Verdaulichkeit gegenüber der Gruppe der **PL-0 Tiere** zu erreichen, dies gelang lediglich durch den Einsatz von Dosierung 3 (s. Abb. 21).

EIGENE UNTERSUCHUNGEN

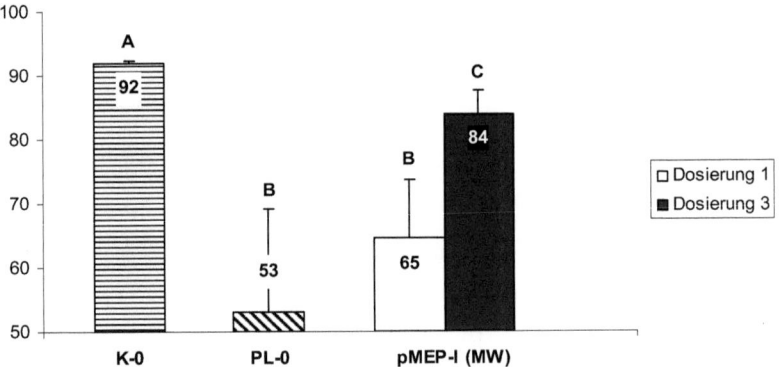

Abb. 21: Scheinbare Rp-Verdaulichkeit (%) über den gesamten GIT bei K-0 und PL-0 Tieren (2 Mahlzeiten/Tag) sowie nach Enzymzulage bei PL-Tieren (pMEP-I in zwei Dosierungen; dargestellt ist der Mittelwert aller Mahlzeitenintervalle)

Scheinbare Rfe-Gesamtverdaulichkeit (%)

Die scheinbare Rfe-Gesamtverdaulichkeit war bei den **K-0 Tieren** (94,1 ± 1,05 %) mehr als doppelt so hoch wie jene der zum Vergleich herangezogenen Gruppe der **PL-0 Tiere** ohne Enzymzulage (41,3 ± 13,9 %). Ein positiver Einfluss einer **häufigeren Fütterung kleiner Mahlzeiten** konnte nicht festgestellt werden, durch die niedrigste Mahlzeitenanzahl wurde in beiden Dosierungen die numerisch höchste Rfe-Verdaulichkeit erzielt (s. Tab. 28).

Tab. 28: Scheinbare Rfe-Verdaulichkeit (%) über den gesamten GIT bei PL-Tieren in Abhängigkeit von Enzymzulage bzw. Mahlzeitenfrequenz

	Mahlzeiten /Tag	Dosis 1	MW Dosis 1	Dosis 3	MW Dosis 3
pMEP-I	2	64,7 ± 14,0		83,4 ± 4,20	
	3	63,6 ± 8,35	67,4 ± 8,80[A]	71,6 ± 15,2	81,3 ± 6,01[B]
	4	61,4 ± 12,8		79,2 ± 7,67	

Die durch die Enzymzulage (pMEP-I) in 2 Dosierungen bei 2, 3 oder 4 Mahlzeiten entstehenden Effekte waren in keinem Fall statistisch abzusichern; signifikante Effekte des Mittelwerts der Dosierungen werden innerhalb einer Zeile durch unterschiedliche Buchstaben gekennzeichnet

EIGENE UNTERSUCHUNGEN

Die Gruppe der **K-0 Tiere** zeigte gegenüber den mit dem **pMEP-I** supplementierten PL-Tieren eine signifikant höhere Rfe-Verdaulichkeit. Bei alleiniger Betrachtung der Effekte der Enzymsupplementierung - unabhängig von der Mahlzeitenfrequenz – wurde eine dosisabhängige Steigerung der Verdaulichkeit deutlich (s. Abb. 22).

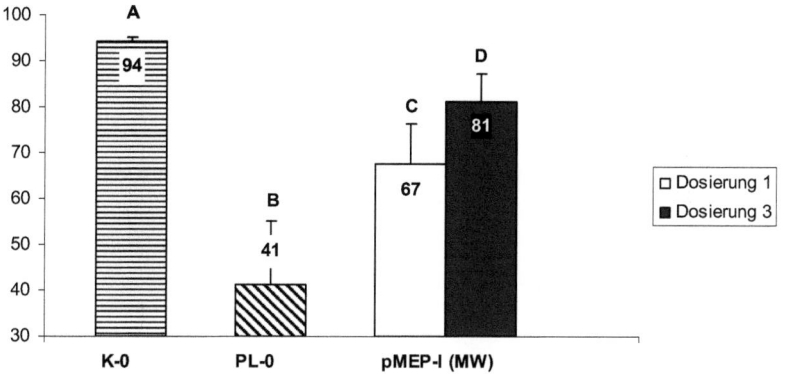

Abb. 22: Scheinbare Rfe-Verdaulichkeit (%) über den gesamten GIT bei K-0 und PL-0 Tieren (2 Mahlzeiten/Tag) sowie nach Enzymzulage bei PL-Tieren (pMEP-I in zwei Dosierungen; dargestellt ist der Mittelwert aller Mahlzeitenintervalle)

_Cr_2O_3-Wiederfindung (%) im Kot_

Die Chromoxid-Wiederfindung variierte bei allen Versuchsgruppen zwischen 68,7 % und 99,7 %. Die numerisch geringste Cr_2O_3-Wiederfindung wurde in der Gruppe der PL-0 Tiere (68,7 ± 30,4 %) ermittelt, während in der Gruppe der gesunden Kontrolltiere (99,7 ± 15,2) die höchste Wiederfindung beobachtet wurde.

Die **Chromoxid-Wiederfindung bei allen eingesetzten Tiergruppen** (K-0 Tiere, PL-Tiere ohne und mit Enzymzulage) unterschied sich nur numerisch voneinander (s. Tab. 29).

Tab. 29: Cr_2O_3-Wiederfindung (%) im Kot bei PL-Tieren in Abhängigkeit von Enzymzulage bzw. Mahlzeitenfrequenz

	Mahlzeiten /Tag	Dosis 1	MW Dosis 1	Dosis 3	MW Dosis 3
pMEP-I	2	69,7 ± 19,2	78,7 ± 20,7^A	90,0 ± 8,21	91,9 ± 9,78^A
	3	82,1 ± 19,1		93,5 ± 12,8	
	4	84,4 ± 25,8		92,1 ± 10,6	

Die durch die Enzymzulage (pMEP-I) in 2 Dosierungen bei 2, 3 oder 4 Mahlzeiten entstehenden Effekte waren in keinem Fall statistisch abzusichern; signifikante Effekte des Mittelwerts der Dosierungen werden innerhalb einer Zeile durch unterschiedliche Buchstaben gekennzeichnet

3.2.2.3 Einfluss der Variation des Mahlzeitenintervalls (Versuch pMEP-I) auf die Verdaulichkeit über den gesamten GIT

Alle durchgeführten **Untersuchungen bezüglich eines Einflusses des Mahlzeitenintervalls** auf die ausgeschiedene Kotmasse sowie auf die Verdaulichkeit von TS, Rp und Rfe über den gesamten GIT zeigten **keinen positiven Effekt** einer Verteilung der Gesamtration auf mehrere kleine Mahlzeiten. Eine signifikante Reduktion der Verdaulichkeit durch die Ligatur des Pankreasgangs gegenüber den K-0 Tieren war bei jedem der untersuchten Parameter gegeben, ebenso wie die dosisabhängige Zunahme der Wirkung des pMEP-I bei jedem der Parameter gegeben war.

3.2.3 Verdaulichkeit über den gesamten GIT unter Einfluss des Zusatzes „Substanz Z" zu einer Lipase (Lipase + Z)

3.2.3.1 Absolute Kotmasse im Kollektionsintervall

Absolute Kotmassen (g TS/5d)

Die während des Kollektionszeitraums abgesetzte Kotmasse betrug bei den **K-0 Tieren** 179 ± 20,7 g. Im Vergleich dazu kam es bei **PL-0 Tieren** zu einem signifikanten Anstieg (+ 240 %) der Kotmasse (609 ± 219 g).

Beide Enzymprodukte bedingten eine dosisabhängige Reduktion der absoluten Kotmasse. Im singulären Einsatz der Lipase war diese Reduktion zwischen Dosierung 2 und 3 signifikant, während die Kombination aus Lipase und Z zu einer signifikanten Minderung der Kotmasse zwischen Dosierung 1 und 2 führte. Ein Vergleich der substituierten Produkte **innerhalb der gleichen Dosierungen** zeigte keinen Effekt (s. Tab. 30).

Tab. 30: Absolute Kotmassen (g TS/5d) bei PL-Tieren nach Einsatz einer Lipase (ohne und mit Zusatz) in verschiedenen Dosierungen

	Dosis 1	Dosis 2	Dosis 3
Lipase	650 ± 102 [A1]	528 ± 91,4 [A1]	345 ± 36,4 [B1]
Lipase + Z	693 ± 103 [A1]	397 ± 90,9 [B1]	340 ± 48,8 [B1]

Signifikante Effekte der Dosierung werden innerhalb einer Zeile durch unterschiedliche Buchstaben gekennzeichnet, signifikante Effekte des Enzympräparats werden innerhalb einer Spalte durch unterschiedliche Zahlen gekennzeichnet

Der Einsatz der **Lipase** sowie der **Lipase + Z** bei **PL-Tieren** konnte gegenüber **PL-0 Tieren** keine signifikante Reduktion der Kotmassen bewirken. Zwischen den von **K-0 Tieren** abgesetzten Mengen und denen der pankreasgangligierten Tiere mit Enzymzulage bestand ein signifikanter Unterschied (s. Abb. 23).

EIGENE UNTERSUCHUNGEN

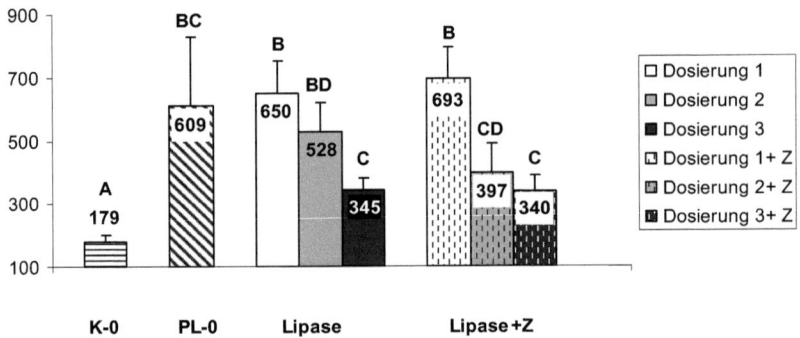

Abb. 23: Absolute Kotmassen (g TS/5d) bei PL-Tieren in Abhängigkeit von der Behandlung (zum Vergleich: K-0 Tiere mit intakter Pankreasfunktion, PL-0 Tiere ohne Enzymzulage)

3.2.3.2 Verdaulichkeit der Rohnährstoffe über den gesamten Gastrointestinaltrakt

Scheinbare TS-Verdaulichkeit (%) über den gesamten GIT

Die TS-Verdaulichkeit über den gesamten Verdauungstrakt war bei den **K-0 Tieren** (92,8 ± 0,52 %) signifikant höher als bei den **PL-0 Tieren** (59,4 ± 3,42 %). Somit sank die scheinbare TS-Verdaulichkeit über den gesamten GIT im Vergleich zwischen K-0 und PL-0 Tieren um 36 %.

Das Enzymprodukt **Lipase** zeigte, ebenso wie das Vergleichsprodukt **Lipase + Z**, einen dosisabhängigen, signifikanten Wirkungsanstieg. Der Effekt der sich **entsprechenden Dosierungen beider Produkte** zeigte nur geringe numerische Unterschiede (s. Tab. 31).

EIGENE UNTERSUCHUNGEN

Tab. 31: Scheinbare TS-Verdaulichkeit (%) über den gesamten GIT bei PL-Tieren nach Einsatz einer Lipase (ohne und mit Zusatz) in verschiedenen Dosierungen

	Dosis 1	Dosis 2	Dosis 3
Lipase	71,9 ± 3,45 [A1]	78,8 ± 2,49 [B1]	85,3 ± 1,52 [C1]
Lipase + Z	70,7 ± 2,76 [A1]	80,1 ± 2,88 [B1]	84,5 ± 1,72 [C1]

Signifikante Effekte der Dosierung werden innerhalb einer Zeile durch unterschiedliche Buchstaben gekennzeichnet, signifikante Effekte des Enzympräparats werden innerhalb einer Spalte durch unterschiedliche Zahlen gekennzeichnet

Der Vergleich der scheinbaren TS-Verdaulichkeit der **PL-Tiere mit Enzymsubstitution** mit derjenigen der **K-0 und PL-0 Tiere** offenbarte eine signifikante dosisabhängige Erhöhung der Verdaulichkeit durch die beiden substituierten Enzymprodukte gegenüber den PL-0 Tieren, das Niveau der Kontrolltiere blieb jedoch unerreicht (s. Abb. 24).

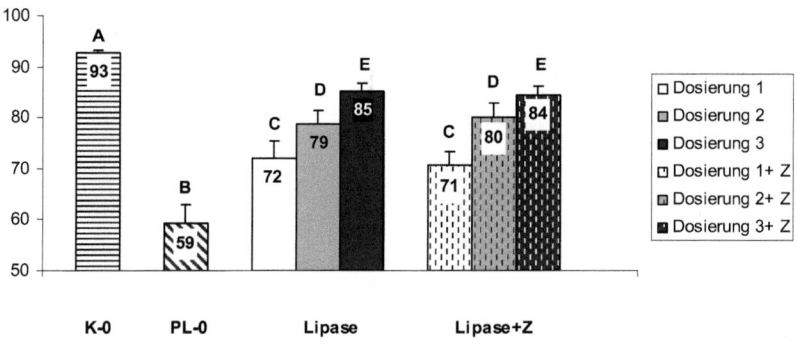

Abb. 24: Scheinbare TS-Verdaulichkeit (%) über den gesamten GIT bei K-0 Tieren im Vergleich zu PL-Tieren ohne bzw. mit Zulage einer Lipase (ohne und mit Zusatz) in verschiedenen Dosierungen

Scheinbare Rp-Verdaulichkeit (%) über den gesamten GIT

Während bei den **K-0 Tieren** die Rp-Verdaulichkeit über den gesamten Magen-Darm-Trakt ein hohes Niveau zeigte (91,9 ± 0,42 %), wurden bei den **PL-0 Tieren** signifikant reduzierte Werte (47,9 ± 4,91 %) festgestellt, wodurch sich ein Absinken der Verdaulichkeit um 47,9 % ermitteln ließ.

Ein Vergleich der **Lipase (ohne und mit Zusatz) innerhalb der selben Dosierung** zeigte nur numerische Unterschiede (s. Tab. 32).

Tab. 32: Scheinbare Rp-Verdaulichkeit (%) über den gesamten GIT bei PL-Tieren nach Einsatz einer Lipase (ohne und mit Zusatz) in verschiedenen Dosierungen

	Dosis 1	Dosis 2	Dosis 3
Lipase	53,7 ± 6,35 ^{A1}	59,5 ± 3,94 ^{A1}	69,7 ± 7,49 ^{B1}
Lipase + Z	55,8 ± 5,94 ^{A1}	60,5 ± 5,37 ^{A1}	68,9 ± 4,75 ^{B1}

Signifikante Effekte der Dosierung werden innerhalb einer Zeile durch unterschiedliche Buchstaben gekennzeichnet, signifikante Effekte des Enzympräparats werden innerhalb einer Spalte durch unterschiedliche Zahlen gekennzeichnet

Sowohl die Substitution der Lipase ohne Zusatz (ausgenommen Dosierung 1) als auch die der Lipase + Z führte zu einem signifikanten, dosisabhängigen Anstieg der Rp-Verdaulichkeit gegenüber den Vergleichswerten der **PL-0 Tiere**. Auch wenn Dosierung 3 beider Präparate eine signifikant höhere Wirkung als die sich nur numerisch unterscheidenden Dosierungen 1 und 2 hatte, konnte auch durch diese nicht das Niveau der Verdaulichkeit bei den **K-0 Tieren** erreicht werden. Der Zusatz „Z" hatte keinen Effekt auf die scheinbare Rp-Verdaulichkeit (s. Abb. 25).

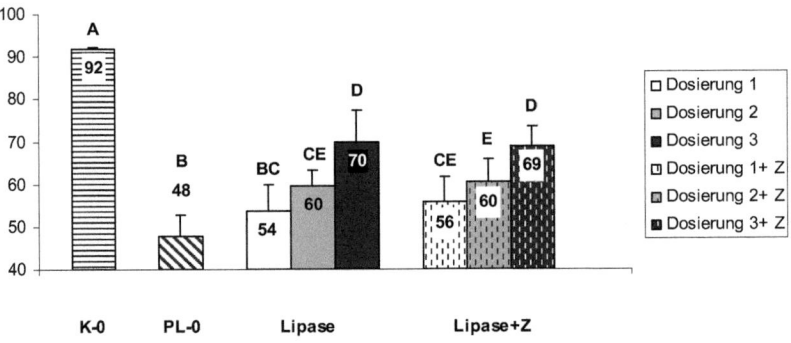

Abb. 25: Scheinbare Rp-Verdaulichkeit (%) über den gesamten GIT bei K-0 Tieren im Vergleich zu PL-Tieren ohne bzw. mit Zulage einer Lipase (ohne und mit Zusatz) in verschiedenen Dosierungen

EIGENE UNTERSUCHUNGEN

Scheinbare Rfe-Verdaulichkeit (%) über den gesamten GIT

Die Herbeiführung der exokrinen Pankreasinsuffizienz bedingte bei den **PL-0 Tieren** (26,2 ± 6,10 %) eine signifikante Reduktion der Rfe-Gesamtverdaulichkeit um 72,2 % gegenüber **K-0 Tieren**, bei denen die ermittelte Verdaulichkeit 94,1 ± 1,05 % betrug.

Sowohl die isolierte Substitution einer Lipase als auch deren Kombination mit dem Zusatz „Z" führten zu einem signifikanten, dosisabhängigen Anstieg der Rohfettverdaulichkeit über den gesamten GIT, die **Gegenüberstellung der gleichen Dosierung** beider Produkte belegte jedoch nur numerische Differenzen (s. Tab. 33).

Tab. 33: Scheinbare Rfe-Verdaulichkeit (%) über den gesamten GIT bei PL-Tieren nach Einsatz einer Lipase (ohne und mit Zusatz) in verschiedenen Dosierungen

	Dosis 1	Dosis 2	Dosis 3
Lipase	57,9 ± 7,59 ^{A1}	72,9 ± 4,40 ^{B1}	83,6 ± 1,25 ^{C1}
Lipase + Z	53,1 ± 5,54 ^{A1}	75,3 ± 4,10 ^{B1}	82,6 ± 2,70 ^{C1}

Signifikante Effekte der Dosierung werden innerhalb einer Zeile durch unterschiedliche Buchstaben gekennzeichnet, signifikante Effekte des Enzympräparats werden innerhalb einer Spalte durch unterschiedliche Zahlen gekennzeichnet

Die Zulage beider Enzymprodukte führte zu einer signifikanten Zunahme der Rfe-Gesamtverdaulichkeit gegenüber den **PL-0 Tieren**. Trotz dieser Steigerung blieb die Differenz zur Rfe-Verdaulichkeit bei den **K-0 Tieren** signifikant (s. Abb. 26).

EIGENE UNTERSUCHUNGEN

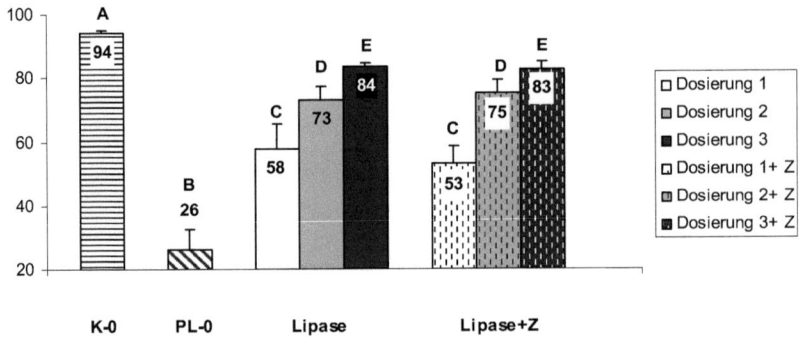

Abb. 26: Scheinbare Rfe-Verdaulichkeit (%) über den gesamten GIT bei K-0 Tieren im Vergleich zu PL-Tieren ohne bzw. mit Zulage einer Lipase (ohne und mit Zusatz) in verschiedenen Dosierungen

Cr_2O_3-Wiederfindung (%) im Kot

Die Chromoxid-Wiederfindung am Ende des Gastrointestinaltrakts variierte bei allen Versuchsgruppen zwischen einer annährend vollständigen Wiederfindung bei den Kontroll- (98,9 ± 12,0) sowie PL-Tieren unter Einfluss der Lipase (s. Abb. 27, Dosierung 2) und einer signifikant geringeren Wiederfindung bei PL-0 Tieren (60,2 ± 20,7 %).

Der **Vergleich beider Enzympräparate** zeigte keinerlei Effekte (s. Tab. 34).

Tab. 34: Cr_2O_3-Wiederfindung (%) bei PL-Tieren nach Einsatz einer Lipase (ohne und mit Zusatz) in verschiedenen Dosierungen

	Dosis 1	Dosis 2	Dosis 3
Lipase	93,3 ± 12,0 [A1]	99,2 ± 6,70 [A1]	94,4 ± 5,64 [A1]
Lipase + Z	94,7 ± 6,60 [A1]	80,5 ± 18,0 [A1]	88,7 ± 12,4 [A1]

Signifikante Effekte der Dosierung werden innerhalb einer Zeile durch unterschiedliche Buchstaben gekennzeichnet, signifikante Effekte des Enzympräparats werden innerhalb einer Spalte durch unterschiedliche Zahlen gekennzeichnet

Signifikante Effekte bestanden zwischen der Chromoxid-Wiederfindung in der Gruppe der PL-0 Tiere und der Gruppe der PL-Tiere mit Zulage einer Lipase in den beiden höheren Dosierungen bzw. einer Lipase + Z in der niedrigsten Dosierung (s. Abb. 27).

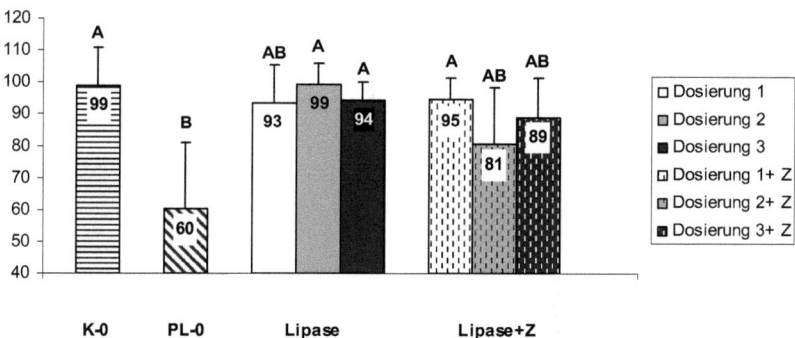

Abb. 27: Cr_2O_3-Wiederfindung (%) bei K-0 Tieren im Vergleich zu PL-Tieren ohne bzw. mit Zulage einer Lipase (ohne und mit Zusatz)

3.2.3.3 Wirkung einer Lipase (mit und ohne Zusatz) auf die Verdaulichkeit über den gesamten GIT

Die Ligatur des Pankreasgangs führte bei allen Tieren (PL-0, PL mit Enzymzulage) zu einer signifikant nachteiligen Änderung der Parameter Kotmasse, TS-, Rp- und Rfe-Gesamtverdaulichkeit gegenüber den pankreasintakten Kontrolltieren. Allerdings konnte der **Einsatz eines lipolytischen Monoenzymprodukts** (sowohl singulär als auch mit Zusatz) bei allen PL-Tieren eine **signifikante Zunahme der Verdaulichkeit** im Vergleich zu den pankreasgangligierten Tieren ohne Enzymzulage bewirken (Ausnahme Lipase, Dosierung 1, s. Abb. 25).

Da sowohl der alleinige Einsatz einer **Lipase** als auch der Einsatz einer Kombination aus **Lipase und dem Zusatz „Z"** bei jedem der untersuchten Parameter einen signifikant dosisabhängigen Anstieg der Verdaulichkeit zur Folge hatte, bei dem nur ein numerischer Unterschied zwischen den gleichen Dosierungen der beiden Monoenzympräparate ermittelt werden konnte, ließ sich **kein Effekt des Zusatzes** belegen (s. Tab. 35).

Tab. 35: Ranking der Behandlungseffekte der Lipase (ohne und mit Zusatz) anhand der absoluten Kotmasse (g TS/5 d) sowie der Verdaulichkeit von Trockensubstanz, Rohprotein und Rohfett (%) über den gesamten GIT

	geringste Kotmasse ⟵⟶ höchste Kotmasse
absolute Kotmasse	**K-0** $<^1$ Lipase + Z (D3) $<^2$ Lipase (D3) $<^2$ Lipase + Z (D2) $<^2$ Lipase (D2) $<^2$ **PL-0** $<^2$ Lipase (D1) $<^2$ Lipase + Z (D1)
	höchste Verdaulichkeit ⟵⟶ geringste Verdaulichkeit
TS	**K-0** $>^1$ Lipase (D3) $>^2$ Lipase + Z (D3) $>^1$ Lipase + Z (D2) $>^2$ Lipase (D2) $>^1$ Lipase (D1) $>^2$ Lipase + Z (D1) $>^1$ **PL-0**
Rp	**K-0** $>^1$ Lipase (D3) $>^2$ Lipase + Z (D3) $>^1$ Lipase + Z (D2) = Lipase (D2) $>^2$ Lipase + Z (D1) $>^2$ Lipase (D1) $>^2$ **PL-0**
Rfe	**K-0** $>^1$ Lipase (D3) $>^2$ Lipase + Z (D3) $>^1$ Lipase + Z (D2) $>^2$ Lipase (D2) $>^1$ Lipase (D1) $>^2$ Lipase + Z (D1) $>^1$ **PL-0**

^{1} = signifikant höhere Werte
^{2} = numerisch höhere Werte

4 DISKUSSION

Die bereits über Jahrzehnte hinweg erfolgreich eingesetzten Multienzymprodukte porcinen Ursprungs mit einem fixen Verhältnis von Amylasen, Lipasen und Proteasen können bei EPI-Patienten die Kohlenhydrat- und Proteinverdauung weitestgehend normalisieren (LÖSER u. FÖLSCH 1995). Die Rohfettverdauung der Erkrankten konnte jedoch trotz zahlreicher galenischer Verbesserungen und dem Einsatz vergleichsweise hoher Enzymdosierungen (s. S. 12) nie auf das Niveau gesunder Individuen angehoben werden (LAYER u. KELLER 1999, 2001, FERRONE et al. 2007). Aus diesem Grund sehen zahlreiche Autoren (ZENTLER-MUNRO et al. 1992, ZANTZ 2006, DOMINGUEZ-MUNOZ 2007, CLASSEN 2008) die Zukunft der enzymatischen Substitutionstherapie in mikrobiell erzeugten Multienzymprodukten (Kombinationen von mikrobiell erzeugten Proteasen, Amylasen und Lipasen). Der besondere Vorteil dieser Produkte besteht neben der Loslösung von dem festen Verhältnis der Enzyme zueinander und der so entstehenden Möglichkeit der Steigerung der lipolytischen Aktivität ohne eine für den Patienten nachteilige Anhebung der amylolytischen und proteolytischen Aktivität (LAYER u. KELLER 1999) darin, dass es auf diesem Wege in Zukunft möglich sein wird der, global betrachtet, stark differierenden Zusammensetzung der Nahrung Rechnung zu tragen und zu ihrer Spaltung verschiedene, spezifische Enzymkombinationen einzusetzen. Dies ist vor allem durch die Fortschritte der DNA-Rekombinationstechnik möglich, die es ermöglichen, die gewünschten Enzyme in industriellem Umfang mikrobiell zu erzeugen und bezüglich der Spezifität und Stabilität gezielt zu modifizieren (BORNSCHEUER et al. 2002, REETZ 2002, FUNKE 2004).

Vor diesem Hintergrund lag der Schwerpunkt der vorliegenden Untersuchungen auf dem Vergleich der Wirkungen eines etablierten Multienzymprodukts porciner Herkunft (pMEP) und zweier mikrobiell erzeugter Multienzymprodukte (mMEP) sowie der Fragestellung, ob letztere eine weitere Anhebung der praecaecalen Verdaulichkeit der Rohnährstoffe sowie der Verdaulichkeit dieser über den gesamten Verdauungstrakt möglich machen. In diesem Zusammenhang stellte sich auch die Frage, ob der

Einsatz der Multienzymprodukte mikrobieller Herkunft eine Reduktion der täglich vom Patienten einzunehmenden Enzymmenge erlaubt, was insbesondere für an Cystischer Fibrose erkrankte Menschen von Bedeutung ist. Weitere Schwerpunkte der Untersuchungen waren der mögliche Einfluss der Mahlzeitenfrequenz auf die Verdaulichkeit der Nährstoffe sowie der Einsatz eines Emulgators zur Verbesserung der Bioverfügbarkeit einer Lipase und der somit eventuell möglichen Erhöhung der Verdaulichkeit über den gesamten GIT.

Den Versuchen zur Effektivität der mMEP 1 und 2 gingen zahlreiche Studien zu porcinen Vergleichsprodukten (TABELING 1998, FASSMANN 2001, HELDT 2001, MANDISCHER 2002, FUENTE-DEGE 2003, KAMMLOTT 2003, KARTHOFF 2004) sowie zum singulären Einsatz mikrobiell erzeugter Lipasen (ZANTZ 2006) bzw. deren Kombination mit einem porcinen Multienzymprodukt (KALLA 2009) und Untersuchungen zu einem mikrobiellen Vergleichsprodukt (CLASSEN 2008) voraus.

Als Modelltiere für den an EPI erkrankten Menschen dienten dabei stets pankreasgangligierte, ileocaecal fistulierte Miniaturschweine.

4.1 Kritik der Methoden

4.1.1 Anzahl der eingesetzten Tiere

Die Zahl der in den Versuchen eingesetzten Tiere variierte zwischen n=3 (K-0 Tiere im Versuchsabschnitt 1, praecaecale Verdaulichkeit) und n=6 (z.B. PL-Tiere Versuchsabschnitt 1, pMEP-B), d.h. es wurde eine vergleichsweise geringe Tierzahl verwendet. Hierfür gab es verschiedene Ursachen, zu denen insbesondere die sehr aufwendige Operationstechnik und der nachfolgende, durch die Implantation der ileocaecalen Umleitungsfistel verursachte, hohe Betreuungsaufwand zählen. Des Weiteren ließen die räumlichen und personellen Kapazitäten eine Durchführung von Versuchen mit einer höheren Tierzahl nicht zu. Das Problem der Auswirkungen einzelner „Ausreißer" bei der Verwendung geringer Tierzahlen wurde bereits von ZANTZ

DISKUSSION

(2006) ausführlich diskutiert. Der Zusatz der verschiedenen Enzymprodukte und -dosierungen erfolgte randomisiert, wodurch individuelle Einflüsse auf die Versuchsergebnisse minimiert wurden, indem jede Enzymvariante bzw. -dosierung bei jedem Tier eingesetzt wurde.

Das Bestehen der experimentell ausgelösten EPI wurde in regelmäßigen Abständen mittels Chymotrypsintest überprüft (Chymotrypsin Aktivitäts Testkit®, Firma Immun Diagnostik AG, Bensheim). In allen Fällen bestätigte sich die Einteilung in K- und PL-Tiere.

4.1.2 Anfütterungszeitraum

Den Versuchen zur Bestimmung der Verdaulichkeit über den gesamten Magen-Darm-Trakt ging eine zehntägige Anfütterungsphase mit der zu prüfenden Versuchsdiät inklusive des Indikators Chromoxid und der gegebenenfalls zu testenden Enzymvariante voraus. Da sich die Versuche zur Bestimmung der praecaecalen Verdaulichkeit in jedem der Versuchsabschnitte an die Versuche zur Bestimmung der Verdaulichkeit über den gesamten GIT anschlossen, ging diesen zwangsläufig eine längere Phase (15 Tage) voraus, in denen die Tiere bereits die VD einschließlich aller Zulagen erhielten. Ziel der Anfütterungsphase ist die möglichst vollständige Entfernung des zuvor gefütterten Erhaltungsfutters aus dem Gastrointestinaltrakt sowie die Adaptation der Tiere an das Versuchsfutter. Beim Schwein ist für diesen Vorgang von einem Zeitraum von fünf Tagen auszugehen (KAMPHUES et al. 2004), in dessen Anschluss das zuvor eingesetzte Futter den gesamten Verdauungstrakt passiert hat und vollständig ausgeschieden wurde. Dieses Ziel konnte in der vorliegenden Studie mit Sicherheit erreicht werden, allerdings sind zahlreiche negative Auswirkungen einer über fünf Tage hinausgehenden Zeit der Anfütterung zu diskutieren. Hier sind insbesondere die Adaptation der bei den PL-Tieren auch in den praecaecalen Darmabschnitten - auf Grund der hohen Substratverfügbarkeit bei diesen Tieren - deutlich erhöhten Keimzahlen an Mikroorganismen (TABELING 1998, MANDISCHER 2002, PONGPRASOBCHAI u. DIMAGNO 2002) zu nennen. Durch eine längere Adaptation an das Versuchsfutter kann es möglicherweise zu einer erhöhten praecaecalen Fermentation und demzufolge zu einer Fehleinschätzung der Wirkung verabreichter Enzymprodukte kommen. Dabei ist zu erwarten, dass derartige Adaptationsvorgänge im Wesentlichen die Kohlenhydrat- wie auch die Proteinfraktion betreffen dürften, während eine Adaptation der Mikroflora an die Nahrungsfette eher nicht bzw. nur in geringem Umfang anzunehmen ist. In den durchgeführten Versuchen konnten allerdings keine vom Zeitraum der bereits erfolgten Fütterungen abhängigen Veränderungen der praecaecalen Verdaulichkeit bzw. der Verdaulichkeit über den gesamten GIT nachgewiesen werden.

4.1.3 Vorgehen bei der Kotkollektion

In vorangegangenen Studien zur Bestimmung der Verdaulichkeit der Rohnährstoffe über den gesamten GIT wurde der Kot innerhalb der 24h-Intervalle in Plastikbeuteln gesammelt und anschließend in Plastikbecher überführt, wodurch, vor allem bei sehr weicher Kotkonsistenz, eine verlustfreie Kotkollektion nicht möglich war. Diese Kotverluste wurden jedoch bei der Auswertung berücksichtigt, da die Kotmenge in der Plastiktüte zuvor ermittelt wurde und dieser Wert für alle weiteren Kalkulationen verwendet wurde. Des Weiteren wurde vorausgesetzt, dass die in der Tüte verbleibenden Reste in ihrer Zusammensetzung dem entnommenen Kot entsprachen (KALLA 2009).

In der vorliegenden Studie wurden die Kotverluste minimiert, indem der innerhalb der fünf Kollektionsintervalle à 24 h anfallende Kot jeweils in einem 10x15 cm großen, zuvor austarierten Kunststoffbeutel gesammelt wurde. Nach Bestimmung der Frischmasse (g uS) und dreitägiger Gefriertrocknung war die annähernd verlustfreie Überführung des Kotes aus dem Plastikbeutel zur weiteren Bearbeitung möglich.

Die möglicherweise bei der weiteren Bearbeitung (z.B. Mahlen) des Kotes entstehenden Verluste sind nicht relevant, da für die Kalkulation die Masse des gesammelten Kotes mit dem TS-Gehalte verrechnet wurde und nicht von einer Entmischung des Kots auszugehen ist. Des Weiteren war es trotz sorgfältigster Kollektion, insbesondere bei dem stark fetthaltigen und dadurch schmierigen Kot der PL-0 Tiere, nicht

DISKUSSION

immer möglich diesen restlos aus den perforierten Käfigböden zu entfernen, was zu deutlich unter den angestrebten 100 % liegenden Chromoxid-Wiederfindungsraten im Kot führte (durchschnittlich 72 %), wohingegen die Chromoxid-Wiederfindung am terminalen Ileum bei den PL-0 Tieren (Abschnitt 1: 88%) näher an den erwarteten 100 % lag. Dies ist jedoch bei der Kalkulation nicht gesondert zu berücksichtigen, da durch die Anwendung der „Indikatormethode" die vollständige Sammlung des Kots nicht zwingend notwendig ist.

4.1.4 Beurteilung der Nährstoffanflutung am terminalen Ileum und der faecalen Nährstoffausscheidung

Beurteilt man ausschließlich die im jeweiligen Kollektionszeitraum anflutende Nährstoffmenge, besteht die Problematik, dass nicht klar abgegrenzt werden kann, ob eine geringe Nährstoffanflutung am Ileum bzw. eine geringe faecale Ausscheidung aus einer hohen Verdaulichkeit oder aber aus einer geringen Fluss- bzw. Passagerate resultiert. Dies würde dazu führen, dass bei der Berechnung der Verdaulichkeit bei einer geringen Flussrate eine hohe Verdaulichkeit impliziert werden würde. Aus diesem Grund wird dem Versuchsfutter der Indikator Chromoxid zugefügt. Eine ausschließliche Betrachtung der Nährstoffanflutung bzw. -ausscheidung lässt demnach noch keinen direkten Schluss auf die Wirksamkeit der Enzyme zu. Erst der nachweislich parallele Fluss der Nährstoffe und des Indikators (TABELING 1998) macht die Quantifizierung der Nährstoffverdauung im Dünndarm möglich.

DISKUSSION

4.1.5 Beurteilung von Besonderheiten im Versuchsabschnitt pMEP-B

In diesem Versuchsabschnitt (**pMEP-B, Dos. 3**) wurde bei vier der sechs eingesetzten Tiere eine überwiegend negative Verdaulichkeit von Trockensubstanz, Rohprotein, Rohfett und Stärke sowie eine deutlich reduzierte Chromoxid-Wiederfindung (%) ermittelt (s. Tab. 36). Die durchschnittliche Chymusflussmenge (g TS/12 h) am terminalen Ileum aller Tiere war unauffällig.

Tab. 36: Mittlere praecaecale Verdaulichkeit der Rohnährstoffe sowie Chromoxid-Wiederfindung nach Supplementierung des pMEP-B (Dosierung 3)

Tier-Nr.	Verdaulichkeit (%) von				Chromoxid-Wiederfindung (%)
	Trockensubstanz	Rohprotein	Rohfett	Stärke	
83	74,6	71,6	87,9	84,9	102
88	64,2	64,8	73,0	84,0	91,5
92	-71,6	-129	-9,78	83,0	10,8
94	-80,7	-87,3	-57,3	81,7	12,6
96	-140	-202	-88,9	0,88	9,97
124	-63,5	-80,8	13,7	30,4	36,3

Die Tiere 83 und 88, bei denen die Supplementierung der Dosierung 3 des pMEP-B zeitgleich erfolgte, zeigten an jedem der Versuchstage nur geringfügig voneinander abweichende Einzelwerte im positiven Bereich, was sich in den in Tabelle 36 dargestellten Mittelwerten der dreitägigen Chymuskollektion widerspiegelt. Die Zulage der Dosierung 3 bei den Tieren 92, 94 und 96 erfolgte ebenfalls zeitgleich, jedoch zu einem späteren Zeitpunkt als bei den Tieren 83 und 88. Jedes der drei Tiere (92, 94, 96) zeigte an den einzelnen Versuchstagen eine stark differierende, vorwiegend negative, praecaecale Verdaulichkeit der Rohnährstoffe. Ähnliche Werte wurden nach der zeitlich unabhängig von den beiden zuvor genannten Gruppen durchgeführten Zulage des pMEP-B, Dosierung 3 bei Tier 124 ermittelt.

DISKUSSION

Bedingt durch den randomisierten Versuchsaufbau erhielt zeitgleich zu den Tieren 92, 94 und 96 ein Teil der eingesetzten Gruppe von PL-Tieren Dosierung 1 des pMEP-B, ein weiterer Teil der Tiere aus der Versuchsgruppe erhielt ein Futter, das mit Dosierung 2 supplementiert wurde. Die für diese beiden Tiergruppen ermittelten praecaecalen Verdaulichkeiten sowie die Wiederfindung von Chromoxid waren unauffällig. Ebenso wenig zeigten die parallel zu Tier 124 mit den Dosierungen 1 und 2 supplementierten Tiere Werte im negativen Bereich.

Da der am terminalen Ileum gemessene Chymusfluss bei keinem der mit Dosierung 3 supplementierten Tiere auffällig war, ist eine falsch abgewogene Menge des Alleinfutters für Miniaturschweine in der Versuchsdiät unwahrscheinlich. Naheliegender erscheint hingegen auf Grund der geringen praecaecalen Chromoxid-Wiederfindung eine zu geringe Menge des in der VD befindlichen Markers als Ursache für die stark reduzierte praecaecale Verdaulichkeit von Trockensubstanz, Rohprotein, Rohfett und Stärke. Da im Versuch pMEP-B weder die gesamte Versuchsgruppe nach Zulage der Dosierung 3 von der reduzierten Verdaulichkeit betroffen war, noch zeitgleich mit einer anderen Dosierung supplementierte Tiere betroffen waren und in diesem Versuch bei allen Mahlzeiten vor Versuchsbeginn abgewogene, identische Chromoxidmengen zugesetzt werden sollten, ist ein Fehler beim Abwiegen des Chromoxids und ein nachfolgender, zufälliger Einsatz bei den Tieren 92, 94, 96 und 124 die wahrscheinlichste Fehlerquelle. Auf Grund dieses Fehlers und den zwingend daraus resultierenden Folgefehlern bei der Berechnung der Verdaulichkeit der VD musste Dosierung 3 des pMEP-B von der Auswertung ausgeschlossen werden. Die ermittelten Werte der praecaecalen Verdaulichkeit führten zu völlig unerwarteten und unplausiblen Ergebnissen und konnten damit nicht die tatsächlich durch den Einsatz dieser Dosierung erreichten Ergebnisse wiedergeben, wodurch es bei Berücksichtigung der Werte zu einer falschen Beurteilung der Wirksamkeit des pMEP-B käme.

Eine Wiederholung der Versuche war aus verschiedensten Gründen nicht möglich.

4.2 Erörterung der Ergebnisse

4.2.1 Ist die praecaecale Verdaulichkeit sowie die Verdaulichkeit über den gesamten GIT durch mMEP im Vergleich zum etablierten pMEP zu steigern?

Eine der wesentlichen Zielsetzungen der vorliegenden Dissertation bestand darin, zu ermitteln, ob der Einsatz zweier sich in der Protease unterscheidender, mikrobieller MEP eine mögliche Alternative zu dem in der Praxis eingesetzten MEP porciner Herkunft darstellt. Durch das etablierte porcine MEP wird zwar eine deutliche Steigerung der Verdaulichkeit von TS, Rp, Rfe und Stärke sowie eine Verbesserung der klinischen Symptome gegenüber unbehandelten EPI-Patienten bewirkt, das Niveau gesunder Individuen wird jedoch nicht erreicht (RADUN et al. 1997, LAYER u. KELLER 1999, 2001, 2003, FERRONE et al. 2007). Studien jüngeren Datums konnten neben den zahlreichen vorteilhaften Eigenschaften mikrobiell erzeugter Enzyme im Hinblick auf Qualitätssicherung und Verbraucherschutz auch die gute Wirksamkeit dieser Produkte zur Behandlung von EPI-Patienten nachweisen (LAYER et al. 2001, KELLER u. LAYER 2003, BECKER 2005, ZANTZ 2006, FERRONE et al. 2007, CLASSEN 2008). Neben der Steigerung der praecaecalen Verdaulichkeit sowie der Verdaulichkeit über den gesamten GIT war insbesondere die Ermittlung der eventuell wirksameren und gegenüber Lipasen und Amylasen weniger schädlichen in den mMEP eingesetzten Protease sowie eine mögliche Reduktion der täglich einzunehmenden Enzymmenge durch den Einsatz mMEP von Interesse.

Im Hinblick auf die praecaecale Verdaulichkeit führte die Zulage des mMEP 1 gegenüber der Supplementierung des pMEP-B bereits in Dosierung 1 zu einer signifikanten Reduktion der anflutenden Chymusmasse am terminalen Ileum. Dosierung 1 des mMEP 2 bewirkte eine signifikant höhere praecaecale TS-Verdaulichkeit, ebenso konnte durch selbige Dosierung des mMEP 1 die Verdaulichkeit von Stärke signifikant gegenüber den Werten der Tiere unter Einfluss des pMEP-B erhöht werden. Ein Vergleich der mMEP 1 und 2 zeigte keine statistisch abzusichernden Unterschiede

DISKUSSION

bezüglich der TS-, Rp-, Rfe- und Stärke-Verdaulichkeit, so dass den beiden Produkten eine vergleichbare Wirkung zugesprochen werden kann.

Die Verdaulichkeit über den gesamten GIT zeigte zwischen den eingesetzten MEP ebenfalls nur wenige signifikante Unterschiede. Der Einsatz des mMEP 1 führte gegenüber dem pMEP-B in allen Dosierungen zu einem signifikanten Anstieg der Rp-Verdaulichkeit über den gesamten GIT, ebenso wurde durch die Zulage des mMEP 1 (Dosierung 2) eine Erhöhung der TS-Verdaulichkeit erreicht. Das mMEP 2 konnte nur in Dosierung 3 eine Steigerung der Rp-Verdaulichkeit gegenüber dem pMEP-B bewirken. Die Gegenüberstellung der beiden mMEP zeigte nur in Dosierung 2 einen signifikanten Anstieg der Rp-Verdaulichkeit durch das mMEP 1 gegenüber dem durch das mMEP 2 erreichten Wert.

Auch wenn der Einsatz der als gleichermaßen effektiv zu beurteilenden mMEP 1 und 2 nicht bei allen untersuchten Parametern zu einem signifikanten Anstieg der ermittelten Werte führte, so haben die mMEP insgesamt eine höhere Wirksamkeit als das pMEP-B. Ein weiterer wesentlicher Vorteil der mikrobiell gewonnenen Enzymprodukte ist die vergleichsweise geringe, täglich einzunehmende Gesamtproduktmenge, was insbesondere für an Cystischer Fibrose erkrankte Menschen, die täglich eine Vielzahl von Medikamenten zur Behandlung weiterer Symptome einnehmen müssen, von großer Bedeutung ist. Geht man von der zur Behandlung eines erwachsenen EPI-Patienten täglich notwendigen Enzymmenge sowie der empfohlenen Mindestanzahl von täglich fünf Mahlzeiten aus, so muss dieser Patient eine Menge des pMEP-B aufnehmen, die der Dosierung 2 im Versuch pMEP-B entspricht (LAYER u. HOLTMANNN 1994, LAYER et al. 2001, KELLER 2003, LAYER u. MEIER 2006). Dosierung 2 entspricht einer Gesamtprodukt-Menge von 3385 mg/Tag (s. Tab. 6). Der Ersatz des pMEP-B durch eines der untersuchten mMEP würde die zur Behandlung notwendige Menge des Gesamtprodukts auf 813 (mMEP 1) bzw. 978 mg/Tag (mMEP 2) reduzieren. Somit könnte die täglich durch den Patienten einzunehmende Gesamtproduktmenge um 76 % (mMEP 1) bzw. 71,1 % (mMEP2) verringert werden. Grundlage dieser Reduktion ist sowohl die höhere spezifische Aktivität mikrobiell, insbesondere bakteriell, erzeugter Lipasen gegenüber porcinen Enzymprodukten, als auch die Möglichkeit, die einzelnen Enzymgruppen (Lipase, Amylase, Protease) der mMEP mit definierter, unterschiedlicher Aktivität frei zu kombinieren (LÖSER u. FÖLSCH 1995, SUZUKI et al. 1997, 1999, DOMINGUEZ-MUNOZ 2007).

Für die Angehörigen bestimmter Religionsgruppen (Islam, Judentum) besteht durch die Entwicklung eines effektiven MEP mikrobieller Herkunft die Möglichkeit einer uneingeschränkt möglichen enzymatischen Substitutionstherapie, was durch religiöse Vorbehalte gegenüber porcinen Produkten bislang nicht der Fall war.

4.2.2 Hat die Verteilung der (identischen) täglichen Gesamtfuttermenge auf mehrere kleine Mahlzeiten einen positiven Einfluss auf die Gesamtverdaulichkeit?

Die aktuellen Ernährungs- und Fütterungsempfehlungen der Medizin sehen für EPI-Patienten die Aufnahme von mehreren kleinen Mahlzeiten vor (mindestens 5-6/Tag; WELSCH 1986, DIMAGNO et al. 1993, READ 1994, MEIER 2006).
Hintergrund dieser Empfehlungen sind zahlreiche Studien an pankreasintakten Individuen, die einen Zusammenhang zwischen der Aufnahme von bis zu zwölf kleineren Mahlzeiten und einer gesteigerten Gesamtsekretion von Bicarbonat und Enzymen durch das Pankreas belegen, die zu einer gesteigerten Verdaulichkeit der Rohnährstoffe füht (CORRING et al. 1972, HEE et al. 1988, BOTERMANS et al. 1999). In diesem Zusammenhang konnten THAELA et al. (1995) einen biphasischen Rhythmus der Pankreassekretion beim Schwein nachweisen. Phase 1 beginnt direkt nach der Fütterung und ist durch die Zunahme der Sekretionsleistung gekennzeichnet, während in Phase 2, die zwischen den Mahlzeiten liegt, eine herabgesetzte Sekretion von Bicarbonat und pankreatischen Enzymen vorliegt. Ziel der häufigen Aufnahme kleiner Mengen bei EPI-Patienten ist es, diese physiologisch vorhandenen Effekte zu imitieren und so die Sekretion der eventuell noch vorhandenen Residualenzyme zu steigern. Ein weiterer Umstand, der für die Verteilung der Futtermenge auf mehrere kleinere Mahlzeiten spricht, ist eine schnelle Magenentleerung bei großen Mahlzeiten, wodurch die im Dünndarm anflutende Chymusmasse die dort vorliegenden Verdauungs- und Absorptionskapazitäten überschreiten könnte (MOORE 1980).
In diesem Zusammenhang sollen auch die bei Vorliegen einer exokrinen Pankreas-

DISKUSSION

insuffizienz noch in geringer Menge produzierten, kompensatorisch wirksamen Enzyme (gastrische Lipase, Amylase und Protease) nicht unerwähnt bleiben, die bei der Aufnahme von kleinen Mahlzeiten und der nach MOORE (1980) aus dem geringen Volumen der Mahlzeit resultierenden längeren Verweildauer dieser im Magen eine bessere Möglichkeit haben, ihre Wirkung zu entfalten. So bestünde die Möglichkeit des Zusammenspiels von Speichelamylase und Pepsin, die ihre Wirkung intragastral entfalten, mit den substituierten Enzymen, die zwar hauptsachlich im Duodenum aktiv sind, aber bereits im Magen eine messbare Aktivität zeigen (KARTHOFF 2004).

Vor diesem Hintergrund wurde in der vorliegenden Dissertation im Versuchsabschnitt 3.2.2 die mögliche Beeinflussung der Verdaulichkeit über den gesamten GIT durch die Variation des Mahlzeitenintervalls untersucht. Entgegen der aus den Hintergründen der aktuellen Ernährungsempfehlungen resultierenden Erwartung war kein positiver Einfluss einer häufigeren Fütterung kleinerer Mahlzeiten nachweisbar.

Da das Verhältnis der Enzymmenge und der VD bei jedem der Mahlzeitenintervalle gleich blieb, ist der möglicherweise positive Einfluss einer höheren Enzymkonzentration pro Gramm der VD ohnehin auszuschließen. Aus diesem Grund wäre ein möglicher positiver Effekt der gesteigerten Anzahl kleinerer Mahlzeiten nur denkbar, wenn die Absorptionskapazität ein limitierender Faktor wäre oder durch die eventuell bessere Andauung durch kompensatorisch wirksame Enzyme und eine längere Verweildauer im Magen. Dem entgegen steht allerdings die Steuerung der Magensaftsekretion, die im Zusammenhang mit der Nahrungsaufnahme nerval (zentral-nervös oder reflektorisch über Dehnungsrezeptoren) und hormonal sowie durch chemische, von Nahrungsbestandteilen ausgehenden Reizen stimuliert wird (SCHMIDT u. THEWS 1995). Ist also die Stimulation durch eine kleine Nahrungsmenge weniger ausgeprägt, so ist die Sekretion des Magensafts und der darin enthaltenen Enzyme reduziert. Vorstellbar wäre auch, dass es durch die längere Verweildauer der Ingesta im Magen zur Freisetzung der substituierten Enzyme kommt, wobei es zur proteolytischen Inaktivierung vor allem der Lipase, aber auch der Amylase, kommen könnte.

Obwohl die häufigere Fütterung kleinerer Mahlzeiten bei den Versuchstieren keinen Effekt bezüglich der Verdaulichkeit der Rohnährstoffe über den gesamten GIT zeigte,

DISKUSSION

muss bei der Projektion der Ergebnisse auf den Menschen berücksichtigt werden, dass bei diesem neben der klinisch relevanten Verdaulichkeit auch weitere Faktoren eine Rolle spielen. Hier sind insbesondere eine Steigerung des Wohlbefindens durch die Einnahme schmackhafter kleiner Mahlzeiten und die damit einhergehende Reduktion von Völlegefühl, Meteorismus und weiterer gastrointestinaler Beschwerden zu nennen, was durch die Einnahme zwei großer Mahlzeiten nicht erreicht werden kann (MALLINSON 1968, KNOX u. MALLINSON 1971, WELSCH 1986, DIMAGNO et al. 1993, LÖSER u. FÖLSCH 1995, MEIER 2006).

Eine Verteilung der täglichen Gesamtfuttermenge im Versuch pMEP-I auf zwei, drei und vier Mahlzeiten bei den PL-0 Tieren erfolgte auf Grund organisatorischer Probleme (vorzeitiger Verbrauch der Futtercharge) nicht.

4.2.3 Ist es möglich, die Wirksamkeit einer Lipase durch den Einsatz eines Emulgators zu verbessern und somit die Gesamtverdaulichkeit zu erhöhen?

In der Entwicklung von Mono- und Multienzympräparaten haben lipolytisch wirksame Enzyme einen besonderen Stellenwert. Diese Tatsache wird durch zwei Faktoren bedingt: einerseits haben pankreatische Lipasen eine primäre Bedeutung für die Fettverdauung, andererseits erfolgt bei dieser Enzymgruppe bei Vorliegen einer EPI der Aktivitätsverlust als erstes, zeitlich noch vor der Gruppe der amylolytischen und proteolytischen Pankreasenzyme. Die Ursachen für den Verlust der lipolytischen Aktivität sind vielfältig (DIMAGNO 1977, REGAN et al. 1979, ZENTLER-MUNRO et al. 1984, ABRAMS et al. 1987, THIRUVENGADAM u. DIMAGNO 1988, LAYER et al. 1990, DIMAGNO et al. 1993, NAKAMURA et al. 1993), besonders hervorzuheben sind die im Vergleich zu Proteasen und Amylasen früh einsetzende Stagnation der Sekretion, eine geringe Säurestabilität und die besonders hohe Empfindlichkeit gegenüber proteolytischer Inaktivierung. Des Weiteren sind, abgesehen von der Sekretion lingualer Lipase beim Schwein, keine Mechanismen zur Kompensation des

DISKUSSION

Mangels an pankreatischen Lipasen, wie sie beispielsweise für Amylasen bekannt sind, vorhanden (TABELING 1998, MÖSSELER et al. 2006). Auf Grund der oben genannten Faktoren „primäre Bedeutung" und „primärer Ausfall" ist die Steatorrhöe das klinisch erste und bedeutsamste Symptom der exokrinen Pankreasinsuffizienz; entsprechend groß ist das Interesse an der Entwicklung effizienter Lipasen zum Einsatz in der Substitutionstherapie.

Eine Möglichkeit der Steigerung der Wirksamkeit der zur enzymatischen Substitutionstherapie geeigneten Lipasen könnte der Zusatz eines Emulgators sein (MEYER u. COENEN 1984, OVERLAND et al. 1993a, b). Dieser stabilisiert die dispersen Systeme zweier nicht mischbarer Phasen und ist Teil der physiologischen Lipidverdauung im Duodenum. Bei diesen in der Gallenflüssigkeit sezernierten, emulgierenden Detergenzien handelt es sich um Lecithin (Phosphatidylcholin) und die konjugierten Gallensäuren (Tauro- und Glykocholsäure sowie Tauro- und Glykochenodesoxycholsäure), welche die Anordnung der wasserunlöslichen Triacylglycerole in Micellen bewirken (VAUPEL 2007, WOLFFRAM u. SCHARRER 2010). Bereits im Jahr 1965 ermittelten BENZONANA und DESNUELLE eine Abhängigkeit zwischen Umsetzungsgeschwindigkeit, also der Effizienz eines Enzyms, und Größe der Phasengrenzfläche, dem Reaktionsort der Lipase. Basierend auf der Annahme, dass ein parallel mit der Lipase substituierter Emulgator, also eine Erhöhung der intraduodenalen Konzentration Micellen-stabilisierender Substanzen, zur Vergrößerung der Phasengrenzfläche durch die Bildung feinerer Lipidtröpfchen führt, wäre eine höhere Effektivität der lipolytischen Enzyme auf Grund der größeren reaktiven Oberfläche denkbar. Die bei der hydrolytischen Spaltung der Triacylglycerole entstehenden Monoacylglycerole und Fettsäuren verstärken die Emulgierung der Triacylglycerole durch die gemeinsame Bildung sog. gemischter Micellen (VAUPEL 2007, WOLFFRAM u. SCHARRER 2010).

In der vorliegenden Dissertation erfolgte im Versuch „Lipase + Z" die vergleichende Überprüfung des Einflusses einer *singulär eingesetzten Lipase* und einer Kombination aus dieser *Lipase und dem Emulgator „Z"* auf die Gesamtverdaulichkeit (siehe 3.2.3). Bei keinem der untersuchten Parameter (TS-, Rp-, Rfe-Verdaulichkeit) führte der Zusatz des Emulgators „Z" zur signifikanten Verbesserung der Verdaulichkeit über den gesamten Gastrointestinaltrakt. Da weder signifikant positive noch negative Auswirkungen festgestellt wurden, ist die Ergänzung der substituierten Lipase durch die Substanz „Z" als wirkungslos zu beurteilen.

Im industriellen Bereich werden Emulgatoren in großem Umfang eingesetzt, da sie durch ihre stabilisierende Wirkung verschiedenste Produkte optimieren und, Säuglingsnahrung ausgenommen, weder einer Höchstmengen-Verordnung noch einer nationalen Zulassungsbeschränkung unterliegen. Der am vielseitigsten einsetzbare Stoff mit emulgierender Wirkung ist Lecithin, das neben der Nutzung in der Nahrungsmittelindustrie (Backwaren, Süßwaren, Instantlebensmittel) auch eine bedeutende Rolle in der kosmetischen und pharmazeutischen Industrie sowie in der Futtermittelindustrie spielt (SCHNEIDER 1992, BACKMITTELINSTITUT 1999, FISCHER u. KÖHLER 2006). Dieses in den genannten Bereichen nachweislich wirksame Produkt (SCHNEIDER 1992) wurde ebenfalls im Rahmen des Forschungsprojekts an pankreasganglierten, ileocaecal fistulierten Miniaturschweinen zur Prüfung der möglichen Wirksamkeit dieses Emulgators bei EPI genutzt. Das in Studien von KAMMLOTT (2003) untersuchte Lecithin hatte bei der eingesetzten Diät (Butterpulver als Fettquelle) weder im singulären Einsatz noch in Kombination mit einem porcinen Multienzymprodukt einen positiven Effekt, entgegen den Erwartungen kam es sogar zum Absinken der Gesamtverdaulichkeit von Rohfett und indirekt auch von jener der organischen Substanz. Ursache der reduzierten Rfe-Verdaulichkeit könnte die Tatsache sein, dass auch Lecithin ein Fett ist, das möglicherweise nicht oder nicht vollständig verdaut werden konnte. Nachdem nun erneut eine emulgierende Substanz im porcinen Organismus ohne Effekt blieb, ist anzunehmen, dass das Ausbleiben der Wirkung eine Folge der krankheitsbedingten Milieuänderung im GIT ist und der Emulgator nicht der die Fettverdauung limitierende Faktor ist. Hierbei ist insbesondere der aus dem Bicarbonatmangel und der aus ungeklärten Ursachen bei etlichen EPI-Patienten auftretenden Hypersekretion von Magensäure resultierende, geringere pH-Wert im Duodenum zu nennen. Bedingt durch den unphysiologisch niedrigen duodenalen pH-Wert kommt es nachweislich zur forcierten Ausfällung glycinkonjugierter Gallensäuren, wodurch die Micellenbildung gestört wird (REGAN et al. 1979, ZENTLER-MUNRO et al. 1984, NAKAMURA et al. 1993). Aus diesem

DISKUSSION

Grund liegt einerseits die Vermutung nahe, dass die fehlende intraduodenale Wirkung der substituierten Emulgatoren, ebenso wie die der körpereigenen Detergenzien, auf den niedrigen pH-Wert zurückzuführen ist. Andererseits wirft diese Vermutung auch die Frage nach der tatsächlichen Bedeutung der (zusätzlichen) Emulgatoren für die Fettverdauung auf. Wie bereits erläutert, wurde in zahlreichen Studien die bei Vorliegen einer EPI gestörte Gallensalz-abhängige Micellenbildung durch einen erniedrigten duodenalen pH-Wert beschrieben; diverse Studien belegen allerdings auch, dass bereits wenige Milligramm lipolytischen Enzymproteins zu einem annähernden Anstieg der Rfe-Verdaulichkeit auf das Niveau der Kontrolltiere führen (KAMMLOTT 2003, ZANTZ 2006, KALLA 2009). Wie könnte dies möglich sein, wenn die emulgierenden Substanzen der limitierende Faktor der Fettverdauung wären?

Vor diesem Hintergrund und dem der vermutlich ungestörten hepatobillären Synthese und Sekretion von Detergenzien, lässt sich die Frage nach dem Bedarf an zusätzlichen Emulgatoren bei PL-Schweinen verneinen. Vielmehr könnte es nötig sein, die Möglichkeiten zur Anhebung des pH-Werts durch Substanzen, welche die Magensäureproduktion beeinflussen, näher zu untersuchen, da die hierzu vorliegenden Studien kontroverse Ergebnisse aufweisen (BOYLE et al. 1980, STAUB et al. 1981, CHALMERS et al. 1985, PILSWORTH u. LEHNER 1986, CARROCCIO et al. 1992, KAMMLOTT 2003).

4.2.4 Nebeneffekte der Supplementierung einer Lipase

Die im Versuch Lipase + Z eingesetzte Lipase hatte, sowohl im singulären Einsatz als auch in Kombination mit Z, neben der signifikanten Steigerung der Rfe-Verdaulichkeit gegenüber den PL-0 Tieren auch eine signifikant höhere Rp-Verdaulichkeit über den gesamten GIT zur Folge (ausgenommen Dosierung 1, Lipase). Während die PL-0 Tiere 47,9 ± 4,91 % des aufgenommenen Rohproteins verdauten, stieg der Anteil des verdauten Rohproteins nach Supplementierung der Lipasen auf annähernd 70 % (s. Abb. 25, Tab. 32). Ein vergleichbarer Effekt auf die Rp-Verdaulichkeit durch die Zugabe einer Lipase konnte sowohl von FASSMANN (2001) als auch von KALLA (2009) beobachtet werden.

DISKUSSION

Der positive Effekt der Lipase auf die Proteinverdauung lässt sich durch den **Käfigeffekt** erklären, durch den es zum Einschluss von Nährstoffen, in diesem Fall Proteinen, durch unverdaute Bestandteile der Nahrung, wie etwa Nahrungsfett bei den PL-0 Tieren, kommen kann. Je mehr Rohfett durch die eingesetzte Lipase abgebaut werden kann, desto geringer ist der Anteil der eingeschlossenen und somit für mikrobielle Proteasen unzugänglichen Proteine. Zudem ist zu berücksichtigen, dass sowohl Lactobazillen und Clostridien als auch pankreatische Proteasen in fettreichem Chymus in reduzierter Anzahl auftreten bzw. eine weniger ausgeprägte Aktivität zeigen.

5 ZUSAMMENFASSUNG

Jessica Koch

Untersuchungen zur Wirksamkeit eines etablierten Multienzymprodukts porciner Herkunft im Vergleich zu zwei Neuentwicklungen mikrobiellen Ursprungs an pankreasgangligierten, ileocaecal fistulierten Miniaturschweinen

Im Vordergrund der Therapie der exokrinen Pankreasinsuffizienz (EPI) steht die orale Substitution fehlender Enzyme. Mit den bislang üblichen porcinen Multienzymprodukten (MEP) ist eine deutliche Steigerung der Fett-, Stärke- und Proteinverdaulichkeit zu erreichen, dennoch ist das Niveau der Fettverdauung nicht das eines gesunden Organismus (LAYER u. KELLER 1999, 2001, FERRONE et al. 2007).

Vor diesem Hintergrund lag der Schwerpunkt der eigenen Untersuchungen auf dem Vergleich der Wirksamkeit eines etablierten **MEP porciner Herkunft** und zweier sich in der Protease unterscheidender **mikrobieller MEP**. Des Weiteren wurde geprüft, ob durch den Einsatz eines mikrobiellen MEP eine Reduktion der täglich vom Patienten einzunehmenden Enzympräparatmenge möglich ist, ob unter EPI-Bedingungen die Mahlzeitenfrequenz die Verdaulichkeit der Nährstoffe beeinflusst und ob der Einsatz eines Emulgators die Effektivität einer Lipase steigert.

Für die in-vivo-Untersuchungen standen insgesamt 20 adulte weibliche Göttinger Miniaturschweine mit ileocaecaler Umleitungsfistel zur Verfügung. Bei 15 dieser Tiere wurde eine Ligatur des Ductus pancreaticus accessorius zur Auslösung bzw. Simulation einer chronischen exokrinen Pankreasinsuffizienz durchgeführt; diese Tiere werden nachfolgend als PL-Tiere bezeichnet. Die übrigen 5 Miniaturschweine dienten als Kontrolltiere (K-Tiere). Probenkollektion, -aufbereitung und -analysen in den Versuchen erfolgten mittels etablierter Verfahren. Während des gesamten Versuchszeitraums wurden die Tiere mit einer **Versuchsdiät (VD)** gefüttert, die sich je kg Trockensubstanz (TS) aus 29,6 g Rohasche (Ra); 149 g Rohprotein (Rp); 327 g Rohfett (Rfe); 390 g Stärke und 2,56 g Chromoxid zusammensetzte. Die Futtermenge (600 g/Tier/Tag) wurde in Form von 2 täglichen Mahlzeiten (12 h-Abstand) angeboten. Hiervon ausgenommen sind die Versuche zur Ermittlung eines möglichen Einflusses

ZUSAMMENFASSUNG

der Mahlzeitenfrequenz auf die Verdaulichkeit der Nährstoffe; hier wurde die tägliche Gesamtfuttermenge auf zwei, drei oder vier Mahlzeiten aufgeteilt. In den verschiedenen Versuchsabschnitten wurden der VD ein etabliertes porcines MEP (pMEP), zwei mikrobielle MEP (mMEP 1, mMEP 2) sowie eine Lipase (singulär oder aber mit Zusatz des Emulgators Z) in je drei verschiedenen Dosierungen zugelegt. Bei jedem der eingesetzten Enzymprodukte entspricht die Dosierung 1 der niedrigsten und Dosierung 3 der höchsten Gesamtproduktmenge (D1, D2, D3; mg/Tag). Des Weiteren durchliefen alle Tiere eine Phase ohne Zulage von Enzymprodukten (PL-0).

Entscheidende Parameter zur Beurteilung der Wirksamkeit der eingesetzten Enzymprodukte waren die im Kollektionszeitraum am terminalen Ileum angeflutete Chymusmenge (g TS) bzw. die ausgeschiedene Kotmenge (g TS) sowie die kalkulierten Nährstoffverdaulickeiten (VQ, %; Markermethode).

Die **Ergebnisse der Versuche** lassen sich wie folgt zusammenfassen:

(1) Verdaulichkeit unter Einfluss des porcinen MEP (pMEP-B) und zweier mikrobieller MEP (mMEP 1, mMEP 2)

Ein Vergleich der TS-, Rp-, Rfe- und Stärke-Verdaulichkeiten zeigte bei den Tieren ohne Enzymzulage (PL-0) im Vergleich zu den Kontrolltieren (K-0) signifikant geringere Werte (praecaecale Rfe-VQ, PL-0: 16,2 %; K-0: 96,3 %). Die Zulage der untersuchten MEP führte dosisabhängig zu einer Zunahme der Wirkung um bis zu 37 Prozentpunkte (praecaecale Rfe-VQ, mMEP 2, D1: 42,8 %, D3: 79,7 %) und bedingte eine bessere Nährstoffverdaulichkeit über den gesamten Gastrointestinaltrakt (GIT) um 14 % (TS) bzw. 60 % (Rfe) gegenüber den PL-0 Tieren. Ausgenommen der praecaecalen Rp-Verdaulichkeit (mMEP1, D3: 74 %; mMEP 2, D3: 69 %) blieben auch in der höchsten Dosierung signifikante Differenzen zur Nährstoffverdaulichkeit der K-0 Tiere (82 %) bestehen. Die untersuchten mMEP erwiesen sich insgesamt als gleich wirksam. Die Zulage des mMEP 1 führte allerdings in allen drei Dosierungen zu einer statistisch abgesicherten Erhöhung der Rp-Verdaulichkeit über den gesamten GIT gegenüber dem pMEP-B um maximal 15 % (pMEP-B, D2: 68,9 %; mMEP 1, D2: 83,9 %). Der Ersatz des pMEP durch eines der mMEP macht

ZUSAMMENFASSUNG

eine Reduktion der täglich durch den Patienten einzunehmenden Gesamtproduktmenge um 76 % (mMEP1) bzw. 71,1 % (mMEP 2) möglich, da mit einer geringeren Gesamtproduktmenge der mMEP eine vergleichbare Wirkung erzielt wurde (Rfe-VQ: pMEP, D2: 66 %; mMEP 1, D2: 69 %; mMEP 2, D2: 61 %).

(2) Beeinflussung der Verdaulichkeit über den gesamten GIT durch Variation des Mahlzeitenintervalls (pMEP-I)

Die PL-0 Tiere zeigten eine gegenüber den K-0 Tieren signifikant geringere TS-, Rp- und Rfe-Verdaulichkeit (PL-0: 41,3 %; K-0: 94,1 %). Durch die Zulage des pMEP-I in 2 Dosierungen (D1, D3), verteilt auf 2, 3 oder 4 Mahlzeiten/Tag, kam es mit ansteigender Dosis zu einer signifikant höheren Nährstoffverdaulichkeit. Die Frequenz der Mahlzeiten hatte jedoch keinen statistisch abzusichernden Effekt. Die größte Variation in der Verdaulichkeit zeigte sich beim Rohfett in Dosierung 3; durch die Erhöhung der täglichen Mahlzeitenzahl von 2 auf 3 kam es sogar zum Absinken der Rfe-Verdaulichkeit um 11,8 Prozentpunkte (Rfe-VQ 2 Mahlzeiten/Tag: 83,4 %, 3 Mahlzeiten/Tag: 71,6 %).

(3) Verdaulichkeit über den gesamten GIT unter Einfluss des Zusatzes Z zu einer Lipase (Lipase + Z)

Die Ligatur des Pankreasganges führte bei den PL-0 Tieren zur reduzierten Nährstoffverdaulichkeit gegenüber den K-0 Tieren (Rfe-VQ, PL-0: 26,2 %; K-0: 94,1 %). Durch den Einsatz der Lipase, sowohl singulär als auch mit Zusatz des Emulgators Z, kam es zur dosisabhängigen Steigerung der TS-, Rp- und Rfe-Verdaulichkeit, wobei keine statistisch abzusichernden Unterschiede zwischen der singulären Lipase sowie dem parallelen Angebot von Zusatz Z bestanden. Bei Kombination der Lipase mit Z variierte die Rfe-Verdaulichkeit in der höchsten Dosierung um Werte von 83 %, wurde die Lipase isoliert eingesetzt, wurde ein gleich hohes Niveau erreicht (82,6 %).

6 SUMMARY

Jessica Koch

Studies on the efficiency of an established multi-enzyme product of porcine origin compared to two microbial redevelopments in pancreatic duct ligated, ileocaecal fistulated minipigs

The most important part of the therapy of exocrine pancreatic insufficiency (EPI) is the oral substitution of missing enzymes. The porcine multi-enzyme products (MEP) normally used, increase the digestibility of fat, starch and protein clearly, but especially the level of fat-digestion can not be compared to a healthy organism (LAYER u. KELLER 1999, 2001, FERRONE et al. 2007).

The aim of the present study was to compare the efficiency of an established **porcine MEP** and **two microbial MEP**, which vary in proteases. Furthermore was determined, if it is possible to reduce the necessary daily MEP-intake by assignment of a microbial MEP, if the frequency of the meals has an influence on the digestibility of the nutrients and if the application of an emulsifier can increase the efficiency of a lipase.

The in-vivo-studies were performed in 20 adult female Göttinger Minipigs fitted with an ileocaecal-reentrant fistula. Pancreatic insufficiency was additionally induced by surgical ligature of the Ductus pancreaticus accessorius in 15 of these animals (PL). The remaining 5 minipigs were used as controls (K). In all the studies, established methods were used for collection, processing and analysis of the samples.

During the whole period of examination, the pigs were fed with an **examination-diet** (VD), which consisted of 29,6 g crude ashes (ca), 149 g crude protein (cp), 327 g crude fat (cfa), 390 g starch and 2,56 g Cr_2O_3 per kg dry matter (DM). The amount of food (600g/animal/day) was divided into two daily meals (12-h time interval), apart from the study to detect a possible influence of the frequency of the meals on the digestibility of the nutrients. While this study took place, the daily amount of VD was divided into two, three or four meals. Depending on the different study-aprons, the VD was added with three miscellaneous dosages of an established porcine MEP

SUMMARY

(pMEP), two different microbial MEP (mMEP 1, mMEP 2) and a lipase (in singular use and combined with the emulsifier Z). In each of the used enzyme products, dosage 1 equates the lowest, and dosage 3 the highest batch of enzymes (D1, D2, D3; mg/day). All animals took part in a study receiving no pancreatic enzyme supplements (PL-0).

Parameters determined to evaluate the efficiency of the applied enzyme products were the amounts of ingesta which reached the terminal ileum (g DM) and the excreted faeces (g DM) per collection period as well as the calculated nutrient digestibilities (VQ, %; marker-method).

The results of the examinations can be divided into the following aprons:

(1) Digestibility influenced by the porcine MEP (pMEP-B) and two microbial MEP (mMEP 1, mMEP 2)

All parameters were significantly different between animals without administration of enzymes (PL-0) and control animals (K-0) with regard to the nutrient digestibility (praecaecal cfa-VQ, PL-0: 16,2 %; K-0: 96,3 %). The application of MEP caused a dose-dependent increase of nutrient digestibility up to 37 percentage points (praecaecal cfa-VQ, mMEP 2, D1: 42,8 %, D3: 79,7 %) and better nutrient digestibility in toto (between 14 %, DM, and 60 %, cfa) compared to the PL-0 animals. Except the praecaecal cp-VQ (mMEP 1, D3: 74 %; mMEP 2, D3: 69 %) the level of digestibility seen in controls (82 %) was not achieved with any of the doses of the MEP. The effect of both of the mMEP had the same level. Administration of mMEP 1 significantly improved the digestibility of crude fat compared to the pMEP-B (pMEP-B, D2: 68,9 %; mMEP 1, D2: 83,9 %).

By replacement of pMEP by mMEP, the amount of the daily enzyme-intake could be reduced about 76 % (mMEP 1) or accordingly 71,1 % (mMEP 2) without reduction of the effect on the digestibility (cfa-VQ in toto: pMEP, D2: 66 %; mMEP 1, D2: 69 %; mMEP 2, D2: 61 %).

SUMMARY

(2) Influence of the frequency of meals on the digestibility in toto (pMEP-I)

In PL-0 animals the digestibility of dry matter, crude protein and crude fat (PL-0: 41,3 %; K-0: 94,1 %) was significantly decreased compared to K-0 animals. The application of two dosages of pMEP-I, evenly distributed on 2, 3 or 4 meals/day, caused a significantly dose-dependent increasing nutrient digestibility. There was no significant effect of the meal frequency, indeed the enhancement form 2 up to 3 daily meals conditioned a descent of cfa-digestibility of 11,8 percentage points (D3, 2 meals/day 83,4 %; D3, 3 meals/day 71,6 %).

(3) Digestibility in toto influenced by the accretion of substance Z to a lipase

The ligature of the pancreatic duct caused a significantly different nutrient digestibility between PL-0 animals and K-0 animals (cfa-VQ, PL-0: 26,2 %; K-0: 94,1 %). The separated application of lipase and lipase + emulsifier Z caused a dose-dependent augmentation of DM-, cp- and cfa-digestibility. There was no significant difference between effects of lipase and lipase + Z. The level of fat digestibility seen in animals with lipase combined with Z (83 %) was also achieved by animals with singular lipase supplementation (82,6 %).

7 LITERATURVERZEICHNIS

ABRAMS, C. K., M. HAMOSH, V. S. HUBBARD, S. K. DUTTA u. P. HAMOSH (1986):
Lingual lipase in cystic fibrosis: quantitation of enzyme activity in the upper small intestine of patients with exocrine pancreatic insufficiency.
J. Clin. Invest. 73, 374-382

ABRAMS, C. K., M. HAMOSH, S. K. DUTTA, V. S. HUBBARD u. P. HAMOSH (1987):
Role of nonpancreatic lipolytic activity in exocrine pancreatic insufficiency.
Gastroenterol. 92, 125-129

ARNOLD, F. H. (2001):
Combinatorial and computational challenges for biocatalyst design.
Nature 409, 253-257

ARONCHIK, C. A., u. F. P. BROOKS (1985):
Anatomy and physiology of the biliary tract.
In: J. E. BERK, W. S. HAUBRICH, M. H. KALSER, J. L. A. ROTH u. F. SCHAFFNER (Hrsg.): Gastroenterology.
4. Aufl., Band 6, Verlag Saunders, Philadelphia, S. 3449-3485

AUMAITRE, A. (1971):
Le development des enzymes dans le tube digestive du jejune porcelet, Importance pour le sevrage et signification nutrionelle.
Ann. Zootech. 20, 551-575

BACH, A. C., u. V. K. BABAYAN (1982):
Medium – chain triglycerides: an update.
Am. J. Clin. Nutr. 36, 950-962

LITERATURVERZEICHNIS

Hrsg.: BACKMITTELINSTITUT e. V. (1999):
Handbuch Backmittel und Backgrundstoffe.
1. Aufl., Verlag Behr, Hamburg

BANSI, D. S., A. PRICE, C. RUSSELL u. M. SARRER (2000):
Fibrosing colonopathy in an adult owing to over use of pancreatic enzyme supplements.
Gut 46, 283-285

BEARSON, S. M. D., B. BEARSON u. M. RASMUSSEN (2006):
Identification of Salmonella enterica serovar Typhimurium genes important for survival in the swine gastric environment.
Appl. Environ. Microbiol. 72, 2829-2836

BECKER, C. (2005):
Untersuchungen zur Entwicklung eines Screening-Tests zur Beurteilung der Wirksamkeit substituierter Enzyme (Proteasen und Amylasen) am Modelltier pankreasgangligiertes Minischwein.
Hannover, Tierärztl. Hochschule, Diss.

BENINI, L., G. CASTELLANI, F. BRIGHENTI, K. W. HEATON, M. T. BRENTEGANIN u. M. C. CASIRAGHI (1995):
Gastric emptying of a solid meal is accelerated by the removal of dietary fibre naturally present in food.
Gut 36, 825-830

BENZONANA, G., u. P. DESNUELLE (1965):
Etude cinetique de l'action de la lipase pancreatique sur des triglycerides en emulsion. Essai d'une enzymologie au milieu heterogene.
Biochem. Biophys. Acta 105, 121-136

BERG, J. M., J. L. TYMOCZKO u. L. STRYER (2007):
Stryer Biochemie.
6. Aufl., Verlag Elsevier, München

BIESALSKI, H. K., u. P. FÜRST (1999):
Stoffwechsel und Wirkung der Nahrungsbestandteile.
In: H. K. BIESALSKI, P. FÜRST, H. KASPER, R. KLUTHE, W. PÖLERT, C. PUCHSTEIN u. H. B. STÄHELIN (Hrsg.): Ernährungsmedizin.
2. Aufl., Verlag Thieme, Stuttgart, New York, S. 60-109

BLOW, D. M., J. J. BIRKTOFT u. B. S. HARTLEY (1969):
Role of a buried acid group in the mechanism of action of chymotrypsin.
Nature 221, 337-340

BODMER, M. W., S. ANGAL, G. T. YARRANTON, T. J. R. HARRIS, A. LYONS, D. J. KING, G. PIERONI, C. RIVIERE, R. VERGER u. P. A. LOWE (1987):
Molecular cloning of a human gastric lipase and expression of the enzyme in yeast.
Biochem. Biophys. Acta 909, 237-244

BORNSCHEUER, U. T., C. BESSLER, R. SRINIVAS u. S. H. KRISHNA (2002):
Optimizing lipases and related enzymes for efficient application.
Trends Biotechnol. 10, 433-437

BOTERMANS, J. A., M. S. HEDEMAN, M. SÖRHEDE-WINZELL, C. ERLANSON-ALBERTSON, J. SVENDSON, L. EVILEVITCH u. S. G. PIERZYNOWSKI (1999):
The effect of feeding time (day versus night) and feeding frequency on pancreatic exocrine secretion in pigs.
J. Anim. Physiol. Anim. Nutr. 83, 24-35

BOVO, P., G. CATAUDELLA, V. DI FRANCESCO, B. VAONA, M. FILIPPINI, M. MARCORI, G. MONTESI, L. RIGO, L. FRULLONI, M. P. BRUNORI, M. C. ANDREAUS u. G. CAVALLINI (1994):
Intraluminal gastric pH in chronic pancreatitis.
Gut 36, 294-298

BOYLE, B. J., W. B. LONG, W. F. BALISTRERI, S. J. WIDZER u. N. HUANG (1980):

Effect of cimetidine and pancreatic enzymes on serum and faecal bile acids and fat absorption in cystic fibrosis.

Gastroenterol. 78, 950-953

BRANNON, P. M. (1990):

Adaptation of the exocrine pancreas to diet.

Ann. Rev. Nutr. 10, 85-105

BREVES, G., u. M. DIENER (2010):

Funktion des Dickdarms.

In: W. VON ENGELHARDT (Hrsg.): Physiologie der Haustiere.

3. Aufl., Verlag Enke, Stuttgart, S. 405-411

BRUINSMA, J. (2003):

World agriculture: towards 2015/2030.

An FAO perspective. Rome, Food and Agriculture Organization of the United Nations/London, Earthscan, 2003.

BRUNO, M. J., E. A. J. RAUWS, F. J. HOEK u. G. N. J. TYTGAT (1994):

Comparative effects of adjuvant cimetidine and omeprazole during pancreatic enzyme replacement therapy.

Dig. Dis. Sci. 39, 988-992

BROCKERHOFF, J., u. R. G. JENSEN (1974):

Lipolytic enzymes.

Academic Press, New York

BRUNO, M. J., E. B. HAVERKORT, G. N. J. TYTGAT u. D. J. VAN LEEUEN (1995):

Maldigestion associated with exocrine pancreatic insufficiency: implications of gastrointestinal physiology and properties of enzyme preparations for a cause-related and patient-tailored treatment.

Am. J. Gastroenterol. 90, 1383-1393

BURES, J., J. CYRANY, D. KOHOUTOVA, M. FROSTL, S. REJCHRT, J. KVETINA, V. VORISEK u. M. KOPACOVA (2010):
Small intestinal bacterial overgrowth syndrome.
World J. Gastroenterol. 16, 2978-2990

CALBET, J. A., u. D. A. MAC LEAN (1997):
Role of caloric content on gastric emptying in humans.
J. Physiol. Lond. 498, 553-559

CARROCCIO, A., F. PARDO, G. MONTALTO, L. IAPICHINO, M. SORESI, M. R. AVERNA, G. IACONO u. A. NOTARBARTOLO (1992):
Use of famotidine in severe exocrine pancreatic insufficiency with persistent maldigestion on enzymatic replacement therapy.
Dig. Dis. Sci. 37, 1441-1446

CARRIERE, F., C. RENON, S. RANSAC, V. LOPEZ, J. DECARO u. F. FERRATO (2001):
Inhibition of gastrointestinal lipolysis by Orlistat during digestion of test meals in healthy volunteers.
Am. J. Physiol. Gastrointest. Liver Physiol. 281, 16-28

CARRIERE, F., P. GRANDVAL, P. C. GREGORY, C. RENON, F. HENNIGES, S. SANDER-STRUCKMEIER u. R. LAUGIER (2005):
Does the pancreas really produce much more lipase than required for fat digestion.
JOP 6, 206-215

CARTER P., u. J. A. WELLS (1988):
Dissecting the catalytic triad of a serine protease.
Nature 332, 564-568

CHALMERS, D. M., R. C. BROWN, M. G. MILLER, P. C. N. CLARKE, J. KELLEHER, J. M. LITTLEWOOD u. M. S. LOSOWKY (1985):
The influence of long-term cimetidine as an adjuvant to pancreatic enzyme therapy in cystic fibrosis.
Acta Paediatr. Scand. 74, 114-117

CLASSEN, J. (2008):

Entwicklung eines Screening-Verfahrens zur Wirksamkeitsprüfung von Multienzymprodukten an pankreasgangligierten, ileocaecal fistulierten Miniaturschweinen.

Hannover, Tierärztl. Hochschule, Diss.

CODE, C. F. u. J. F. SCHLEGEL (1973):

The gastrointestinal interdigestive housekeeper: Motor correlates of the interdigestive myoelectric complex of the dog.

In: E. E. DANIEL (ed.) Proc. 4th Int. Symp. on GI Motility. Mitchell Press, Vancouver, p. 631-634

CORRING, T. (1980):

The adaptation of digestive enzymes to the diet: its physiological significance.

Reprod. Nutr. Develop. 20, 1217-1235

CORRING, T., u. D. BOURDON (1976):

Short-dated influence of removal of exocrine pancraetic secretion (enzymatic or total) upon the apparent digestibility of a diet in the pig.

Nutr. & Meta. 22, 231-243

CORRING, T., R. AUMAITRE u. A. RERAT (1972):

Permanent pancreatic fistulation in the pig: Secretory reponse to meal ingestion.

Ann. Biol. Anim. Biochem. Biophys. 12, 109-124

CORRING, T., C. JUSTE u. E. F. LHOSTE (1989):

Nutritional regulation of pancreatic and biliary secretions.

Nutr. Res. Rev. 2, 161-180

COX, K. L., u. J. N. ISENBERG (1978):

Hypersecretion of gastric acid in patients with pancreatic exocrine insufficiency due to cystic fibrosis.

Gastroenterol. 74, 1022

DALBøGE, H., u. L. LANGE (1998):
Using molecular techniques to identify new microbial biocatalysts.
Trends Biotechnol. 16, 265-272

DETTMER, U., M. FOLKERTS, E. KÄCHLER, A. SÖNNICHSEN (2005):
Intensivkurs Biochemie.
1. Aufl., Elsevier Verlag, München

DEVEREUX, J. E., J. M. NEWTON u. M. B. SHORT (1990):
The influence of density on the gastrointestinal transit of pellets.
J. Pharm. Pharmacol. 42, 500-501

DGE (2008):
Internet: http://www.dge.de/modules.php?name=St&file=w_referenzwerte

DIMAGNO, E. P. (2003):
Autoimmune chronic pancreatitis: a plea for simplification and consistency.
Clin. Gastroenterol. Hepatol. 1, 421-422.

DIMAGNO, E. P., J. E. CLAIN u. P. LAYER (1993):
Chronic pancreatitis.
In: V. L. W. GO, E. P. DIMAGNO, J. D. GARDNER, E. LEBENTHAL, H. A. REBER and G. A. SCHEELE (eds.): The Pancreas: Biology, Pathobiology and Diseases.
2. Aufl., Verlag Raven, New York, S. 665-706

DIAMGNO, E.P., V. L. W. GO u. W. H. SUMMERSKILL (1973):
Relations between pancreatic enzyme outputs and malabsorption in severe pancreatic insufficiency.
New England J. Med. 288, 813-815

DIMAGNO, E. P., J. R. MALAGELADA, V. L. W. GO u. C. G. MOERTEL (1977):
Fate of orally ingested enzymes in pancreatic insufficiency: comparison of two dosage schedules.
N. Engl. J. Med. 296, 1318-1322

LITERATURVERZEICHNIS

DOBRILLA, G. (1989):
Management of chronic pancreatitis. Focus on enzyme replacement therapy.
Int. J. Pancreatol. 5 (Suppl.), 17-29

DOMINGUEZ- MUNOZ, J. E. (2007):
Pancreatic enzyme therapy for pancreatic exocrine insufficiency.
Curr. Gastroenterol. Rep. 9, 116-122

DOMINGUEZ-MUNOZ, J. E., J. IGLESIAS-GARCIA, M. IGLESIAS-REY u. M. VILARINO-INSUA (2006):
Optimizing the therapy of exocrine pancreatic insufficiency by the association of a proton pump inhibitor to enteric-coated pancreatic extracts.
Gut 55, 1056-1057

DREILING, D. A., u. J. MESSER (1978):
The secretin story.
Am. J. Gastroenterol. 70, 455-479

DRESCHER, L., u. H. SOMMER (2009):
Ernährungsmedizin und Diätetik für Pankreasoperierte.
1. Aufl., Verlag Jörg Mitzkat, Holzminden

DREWNOWSKI, A., u. B. M. POPKIN (1997):
The nutrition transition: new trends in the global diet.
Nutrition Reviews 55, 31-43

DROCHNER, W., u. H. MEYER (1991):
Verdauung organischer Substanzen im Dickdarm verschiedener Haustierarten.
Fortschr. Tierphysiol. Tierernähr., Beih. 22, Verlag Parey, Berlin, Hamburg

DROUAULT, S., C. JUSTE, P. MARTEAU, P. RENAULT u. G. CORTHIER (2002) :
Oral treatment with lactococcus lactis expressing Staphylococcus hyicus lipase enhances lipid digestion in pigs with induced pancreatic insufficiency.
Appl. Environ Microbiol. 68, 3166-3168

LITERATURVERZEICHNIS

DUTTA, S. K., M. P. BUSTIN, R. M. RUSSELL u. B. S. COSTA (1982):
Deficiency of fat-soluble vitamins in treated patients with pancreatic insufficiency.
Ann. Intern. Med. 97, 549-552

EBERMANN, R., u. I. ELMADFA (2008):
Lehrbuch Lebensmittelchemie und Ernährung.
1. Aufl., Verlag Springer, Wien, New York

EFSA (2008):
Internet: http://www.efsa.europa.eu/de/ndatopics/topic/drv.htm

ELEND, C. (2006):
Metagenombasierte Isolierung und biochemische Charakterisierung neuartiger stereospezifischer Lipasen für biokatalytische Anwendungen.
Göttingen, Georg-August-Universität, Diss.

ELMADFA, I., u. C. LEITZMANN (2004):
Physiologische Grundlagen der Ernährung.
In: I. ELMADFA u. C. LEITZMANN (Hrsg.): Ernährung des Menschen.
4. Aufl., Verlag Ulmer, Stuttgart, S. 22-98

FASSMANN, C. (2001):
Untersuchungen zum Umfang und Lokalisation der Nährstoffverdaulichkeit von fettreichen Rationen bei pankreasgangligierten Schweinen.
Hannover, Tierärztl. Hochschule, Diss.

FERRONE, M., M. RAIMONDO u. J. S. SCOLAPIO (2007):
Pancreatic enzyme pharmacotherapy.
Pharmacotherapy 27, 910-920

FISCHER, B., u. P. KÖHLER (2006):
Backtechnische Eigenschaften von Phosphadidylcholin in Abhängigkeit vom Fettsäurerest.
57. Tagung für Getreidechemie, Detmold

FISCHER, M., u. J. PLEISS (2003):
The Lipase Engineering Database: a navigation and analysis tool for protein families.
Nucleic Acids Res. 31, 319-321

FITZSIMMONS, S. C., G. A. BURKHART, D. BOROWITZ, R. J. GRAND, T. HAMMERSTROM, P. R. DURIE, J. D. LLOYD- STILL u. A. B. LOWENFELS (1997):
High-dose pancreatic-enzyme supplements and fibrosing colonopathy in children with cystic fibrosis.
N. Engl. J. Med. 336, 1283-1289

FLACHOWSKY, G., J. PALLAUF, E. PFEFFER, M. RODEHUTSCORD, H. SCHENKEL, W. STAUDACHER u. A. SUSENBETH (2006):
Empfehlungen zur Energie- und Nährstoffversorgung von Schweinen.
1. Auflage Verlag DLG, Frankfurt am Main

FLORES, C. A., P. M. BRANNON, S. A. BUSTAMANTE, J. BEZERRA, K. T. BUTLER, T. GODA u. O. KOLDOVSKY (1988):
Effect of diet on intestinal and pancreatic enzyme activities in the pig.
J. Pediatr. Gastroenterol. Nutr. 7, 914-921

FNB (2005):
Internet: http://books.nap.edu/openbook.php?isbn=0309085373

FREUDIGER, U. (1971):
Die Erkrankung des exokrinen Pankreas des Hundes.
Kleintier-Prax. 16, 210-228

FREUDIGER, U. (1991):
Physiologie, Pathologie, Labor und Therapie der exokrinen Erkrankung der Bauchspeicheldrüse beim Hund.
Kleintier-Prax. 36, 5-16

LITERATURVERZEICHNIS

FRIESS, H., J. DING, J. KLEEFF, Q. LIAO, P. O. BERBERAT, J. HAMMER u. M. W. BUCHLER (2001):
Identification of disease-specific genes in chronic pancreatitis using DNA array technology.
Ann. Surg. 234, 769-778

FUENTE-DEGE, A. (2003):
Untersuchungen an pankreasgangligierten Schweinen zu Beziehungen zwischen der Verdaulichkeit von Nährstoffen im praecaecalen Bereich und der Verdaulichkeit über den gesamten Verdauungstrakt.
Hannover, Tierärztl. Hochsch., Diss.

FUKUDA, H., A. KONDO u. H. NODA (2001):
Biodiesel fuel production by transesterification of oils.
J. Biosci. Bioeng. 92, 405-416

FUNKE, S. A. (2004):
Optimierung einer Lipase aus Bacillus subtilis mit neuen Methoden der gerichteten Evolution.
Düsseldorf, Heinrich-Heine-Universität, Diss.

GABERT, V. M., u. M. S. HEDEMANN (1999):
The contribution of exocrine pancreatic secretions to fat digestion.
In: S. G. PIERZYNOWSKI u. R. ZABIELSKI (eds.): Biology of the pancreas in growing animals.
Verlag Elsevier Science B. V., Amsterdam, The Netherlands, S. 339-360

GABERT, V. M., S. K. JENSEN, H. JOERGENSEN, R. M. ENGBERG u. S. K. JENSEN (1996):
Exocrine pancreatic secretions in growing pigs fed diets containing fish oil, rapeseed oil or coconut oil.
J. Nutr. 126, 2076-2082

GODFREY, T., u. S. WEST (1996):
The application of enzymes in industry.
In: T. GODFREY u. J. REICHELT (eds.): Industrial enzymologie, 2nd Edition
The Nature Press, New York

GOEBELL, H., U. KLOTZ, B. NEHLSEN u. P. LAYER (1993):
Oro-ileal transit of slow release 5-ASA.
Gut 34, 669-675

GREGORY, P.C., R. TABELING, C. FASSMANN u. J. KAMPHUES (2002):
Therapy of pancreatic exocrine insufficieny: New experimental data.
in: M. W. BÜCHLER, H. FRIESS, W. UHL u. P. MALFERTHEINER (eds.): Chronic Pancreatitis – Novel concepts in biology and therapy.
Blackwell Wissenschafts-Verlag, Berlin, S. 445-456

HALM, U., C. LÖSER, M. LÖHR, M. KATSCHINSKI u. J. MÖSSNER (1999):
A double- blind, randomized, multicentre, crossover study to prove equivalence of pancreatin minimicrospheres versus microspheres in exocrine pancreatic insufficiency.
Aliment. Pharmacol. Ther. 13, 951-957

HALME, L., M. DOEPEL, H. VON NUMERS, J. EDGREN u. J. AHONEN (1999):
Complications of diagnostic and therapeutic ERCP.
Ann. Chir. Gynaecol. 88, 127-131

HEE, J. H., R. BERZINS u. W. C. SAUER (1982):
Pancreatic secretion in the pig.
61st Annual Feeders Day Report. Agriculture and Forestry Bulletin, 91-94

HEE, J. H., W. C. SAUER u. R. MOSENTHIN (1988):
The effect of frequency of feeding on the pancreatic secretions in the pig.
J. Anim. Physiol. Anim. Nutr. 60, 249-256

LITERATURVERZEICHNIS

HEIJERMAN, H. G., C. B. LAMERS u. W. BAKKER (1991):
Omeprazole enhances the efficacy of pancreatin (Pancrease) in cystic fibrosis.
Ann. Intern. Med. 114, 200-210

HEIZER, W. D., C. R. CLEAVELAND u. F. L. IBER (1965):
Gastric inactivation of pancreatic supplements.
Bull. Johns Hopkins Hosp. 116, 261- 270

HICKSON, J. C. D. (1970):
The secretion of pancreatic juice in response to stimulation of the vagus nerves in the pig.
J. Physiol. 206, 275-297

HELDT, D. (2001):
Untersuchungen am pankreasgangligierten Schwein zu Effekten zweier unterschiedlicher Enzympräparationen auf die Verdaulichkeit (praecaecal/ in toto) einer fettreichen Diät.
Hannover, Tierärztl. Hochsch., Diss.

HOLTMANN, G., D. G. KELLY, R. J. SANDBERG, K. J. BENTLEY, L. MAGOCSI u. E. P. DIMAGNO (1991):
Is the survival of human lipolytic activity (LA) during aboral transit affected by the amount of calories, nutrient, chymotrypsin (CT) or bile acid (BA) entering the duodenum?.
Gastroenterol. 100, A 276

HOUGHTON, L. A., L. W. READ, R. HEDDLE, M. HOROWITZ, P. J. COLLINS, B. CHATTERTON u. J. DENT (1988):
Relationship of motor activity of the antrum, pylorus and duodenum to gastric emptying of a sold-liquid mixed meal.
Gastroenterol. 94, 1285-1291

HU, F. B., E. B. RIMM, M. J. STAMPFER, A. ASCHERIO, D. SPIEGELMAN u. W. C. WILLET (2000):
Prospective study of major dietary patterns and risk of coronary heart disease in men.
Am. J. Clin. Nutr. 72, 912-921

HULT, K., u. P. BERGLUND (2003):
Engineered enzymes for improved organic synthesis.
Curr. Opin. Biotechnol. 14, 395-400

HUNT, J. N., u. I. MAC DONALD (1954):
The influence of volume on gastric emptying.
J. Physiol. 126, 459-474

JAEGER, K. E., B. W. DIJKSTRA u. M. T. REETZ (1999):
Bacterial biocatalysts: molecular biology, three- dimensional structures and biotechnological application of lipases.
Annu. Rev. Microbiol. 53, 315-351

JAEGER, K. E., u. T. EGGERT (2002):
Lipases for biotechnology.
Curr. Opin. Biotechnol. 13, 390-397

JAEGER, K. E., S. RANSAC, B. W. DIJKSTRA, C. COLSON, M. VAN HEUVEL u. O. MISSET (1994) :
Bacterial lipases.
FEMS Microbiol. Rev. 15, 29-63

JAEGER, K. E., u. M. T. REETZ (1998):
Microbial Lipases from versatile tools for biotechnology.
Trends Biotechnol. 16, 396-403

JAKOB, S., R. MOSENTHIN, R. ZABIELSKI, C. RIPPE, M. S. WINZELL u. GACSALYI (2000):

Fats infused intraduodenally affect the postprandial secretion of the exocrine pancreas and the plasma concentration of cholecystokinin but not of peptide YY in growing pigs.

J. Nutr. 130, 2450-2455

KALLA, K. (2009):

Effekte der Kombination eines Multienzymproduktes porciner Herkunft mit einer mikrobiell erzeugten Lipase auf die Nährstoffverdaulichkeit (praecaecal/in toto) beim pankreasgangligierten, ileocaecal fistulierten Miniaturschwein.

Hannover, Tierärztl. Hochsch., Diss.

KALSER, M. H. (1985):

Principles of absorption.

In: J. E. BERK, W. S. HAUBRICH, M. H. KALSER, J. L A. ROTH u. F. SCHAFFNER (eds.): Gastroenterology.

4. Aufl., Band 3, Verlag Saunders, Philadelphia, S. 1504-1509

KAMMLOTT, E. (2003):

Untersuchungen an pankreasgangligierten Schweinen zur Nährstoffverdaulichkeit (praecaecal/in toto) unter dem Einfluss einer Enzympräparation sowie zur Wirksamkeit ergänzender Maßnahmen (Einsatz von Omeprazol oder Lecithin bzw. fraktionierte Futter und/oder Enzymgaben).

Hannover, Tierärztl. Hochsch., Diss.

KAMPHUES, J., C. IBEN, J. PALLAUF, M. WANNER, M. COENEN, E. KIENZLE, J. PALLAUF, O. SIMON u. J. ZERITEK (Hrsg.; 2009):

Supplemente zu Vorlesungen und Übungen in der Tierernährung.

11. überarbeitete Aufl., Verlag M. & H. Schaper, Alfeld, Hannover

KARTHOFF, J. (2004):

Beurteilung der Wirksamkeit einer Enzymsubstitution am Modell des pankreasgangligierten Minischweins mittels unterschiedlicher Methoden bzw. Parameter (Nährstoffverdaulichkeit, Konzentration absorbierter Nährstoffe und unterschiedlicher Testsubstanzen im Blut).

Hannover, Tierärztl. Hochsch., Diss

KASPER, H., u. W. BURGHARDT (2009):
Ernährungsmedizin und Diätetik.
11. Auflage, Verlag Urban & Fischer, München, S. 239

KELLER, J., u. P. LAYER (2003):
Pancreatic Enzyme Supplementation therapy.
Curr. Treat. Options Gastroenterol. 6, 369-374

KEYS, A. (1980):
Seven Countries: A Multivariate Analysis of Death and Coronary Heart Disease.
Cambridge, MA: Harvard University Press

KIRSCH, M. (1990):
Bacterial overgrowth.
Am. J. Gastroenterol. 85, 231-237

KLING, C. (2001):
Essen und Trinken nach Pankreasektomie.
Aktuel. Ernaehr. Med. 26, 96-101

KLINKE, R., H. C. PAPE u. S. SILBERNAGEL (1996):
Lehrbuch der Physiologie.
5. Aufl.,Thieme Verlag Stuttgart, New York, 40-41

KNOX, M. T., u. C. N. MALLINSON (1971):
Gastric emptying of fats in patients with pancreatitis.
Rend. Rom. Gastroenterol. 3, 115-116

KOLBEL, C., P. LAYER, J. HOTZ u. H. GOEBELL (1986):
Effect of an acid protected, micro-encapsulated pancreatin preparation on pancreatogenic steatorrhea.
Med. Klin. (Munich) 81, 85-86

KOLETZKO, S. u. D. REINHARDT (2001):
Nutritional challenges of infants with cystic fibrosis.
Early Human Development 65 (Suppl.), 53-61

KRAMER, N. (2010):
Untersuchungen zur praecaecalen Verdaulichkeit von Stärke und Fett unterschiedlicher Herkunft bei pankreasgangligierten, ileocaecal fistulierten Miniaturschweinen.
Hannover, Tierärztl. Hochschule, Diss.

KROMHOUT, D., A. KEYS u. C. ARAVANIS (1989):
Food and consumption patterns in the 1960s in seven countries.
Am. J. Clin. Nutr. 49, 889-894

KUHEL, D. G., S. ZHENG, P. TSO u. D. Y. HUI (2000):
Adenovirus-mediated human pancreatic lipase gene transfer to rat bile: gene therapy of fat malabsorption.
Am. J. Physiol. Gastrointes. Liver Physiol. 279, G 1031-1036

LANKISCH, P. G. (1993):
Function tests in the diagnosis of chronic pancreatitis. Critical evaluation.
Int. J. Pancreatol. 14, 9-20

LANKISCH, P. G. (2001 a):
Natural course of chronic pancreatitis.
Pancreatology 1, 3-14

LANKISCH, P. G. (2001 b):
Appropriate pancreatic function tests and indications for pancreatic enzyme therapy following surgical procedures on the pancreas.
Pancreatology 1, 14-26

LANKISCH, P. G., u. B. LEMBCKE (1984):

Therapie der exokrinen Pankreasinsuffizienz.

Dtsch. Med. Wschr. 109, 720-722

LANKISCH, P. G., B. LEMBCKE, B. GÖKE u. W. CREUTZFELDT (1983):

Therapie der pankreatogenen Steatorrhöe: Bietet der Säureschutz für Pankreasenzyme Vorteile?.

Verh. dtsch. Ges. Inn. Med. 89, 864- 867

LAYER, P., G. GRÖGER, D. DICKE, M. OHE u. H. GOEBELL (1992 a):

Enzyme pellet size and luminal nutrient digestion in pancreatic insufficiency.

Digestion 52, 100

LAYER, P., u. G. HOLTMANN (1994):

Pancreatic enzymes in chronic pancreatitis.

Int. J. Pancreatol. 15, 1-11

LAYER, P., J. B. JANSEN, L. CHERAN, C. B. LAMERS u. H. GOEBELL (1990):

Feedback regulation of human pancreatic secretion.

Gastroenterol. 98, 1311-1319

LAYER, P., u. J. KELLER (1999):

Pancreatic enzymes: secretion and luminal nutrient digestion in health and disease Clinical reviews: pancreatic and biliary diseases.

J. Clin. Gastroenterol. 28, 1-15

LAYER, P., u. J. KELLER (2003):

Lipase supplementation therapy: standards, alternatives and perspectives.

Pancreas 26, 1-7

LAYER, P., J. KELLER u. P. G. LANKISCH (2001):

Pancreatic enzyme replacement therapy.

Curr. Gastroenterol. Rep. 3, 101-108

LAYER, P., U. MELLE u. J. KELLER (2003):

Pathophysiologie der Pankreasinsuffizienz.

Aktuel. Ernaehr. Med. 28, 72-78

LAYER, P., M. OHE, G. GRÖGER, L. CHERIAN, K. ROLLE u. H. GOEBELL (1992 b):

Intraluminal proteolytic degradation of lipase and fat malabsorption in pancreatin-treated pancreatic insufficiency.

Pancreas 7, 745

LAYER, P., M. RÜNZI u. U. ROSIEN (1997):

Klinik und Verlauf der chronischen Pankreatitis.

In: G. STROHMEYER u. C. MIEDERAU (Hrsg.): Jahrbuch der Gastroenterologie 1996 – Pankreaserkrankungen.

Demeter, Balingen 1997, S. 116-121

LAYER, P., W. VAY LIANG, W. GO u. E.P. DI MAGNO (1986):

Fate of pancreatic enzymes during small intestinal aboral transit in humans.

Am. J. Physiol. 251, G475-G480

LAYER, P., H. YAMAMOTO u. L. KALTHOFF (1994):

The different courses of early- and late-onset idiopathic and alcoholic chronic pancreatitis.

Gastroenterol 107, 1481-1487

LEBENTHAL, E., D. D. ROLSTON u. D. S. HOLSCLAW jr. (1994):

Enzyme therapy for pancreatic insufficiency: present status and future needs.

Pancreas 9, 1-12

LEIDINGER, E. (1997):

Exokrine Pankreasinsuffizienz bei Hund und Katze.

Wien. tierärztl. Monatsschr. 84, 355-358

LIESE, A., K. SEELBACH u. C. WANDREY (2005):

Industrial biotransformations.
2nd ed. Wiley-VCH, Weinheim

LOOCK, H. (2010):
Effekte der exokrinen Pankreasinsuffizienz auf die Quantität und Qualität endogener Stickstoff- bzw. Proteinverluste – geprüft an pankreasgangligierten, ileocaecal fistulierten Miniaturschweinen.
Hannover, Tierärztl. Hochsch., Diss.

LÖSER, C. H., u. U. R. FÖLSCH (1991):
Klinische und pharmakologische Aspekte der Pankreasenzymsubstitution.
Leber Magen Darm 2, 56-65

LÖSER, C. H., u. U. R. FÖLSCH (1995):
Differentialtherapie der exokrinen Pankreasinsuffizienz – Aktuelle Aspekte und zukünftige Perspektiven der Substitutionstherapie mit Pankreasenzymen.
Z. Gastroenterol. 33, 715-722

LÜTHEN, R., u. C. NIEDERAU (1994):
Die Magenlipase übernimmt einen wesentlichen Teil der Fettverdauung.
Z. Gastroenterol. 32, 519-520

MAC SWEENEY, E. J., P. J. OADES, R. BUCHDAHL, M. ROSENTHAL u. A. BUSH (1995):
Relation of thickening of colon wall to pancreatic- enzyme treatment in cystic fibrosis.
Lancet 345, 752-756

MAEDA, H., C. DANEL u. R. G. CRYSTAL (1994):
Adenovirus-mediated transfer of human lipase complementary DNA to the gallbladder.
Gastroenterol. 106, 1638-1644

MALLINSON, C. N. (1968):

Effect of pancreatic insufficiency and intestinal lactase deficiency on the gastric emptying of starch and lactose.

Gut 9, 737

MANCILLA, A. C., S. AM. MADRID, H. C. HURTADO, B. C. ORELLANA, Z. M. PENA, A. E. TOBAR u. F. Z. BERGER (2008):

Small intestine bacterial overgrowth in patients with chronic pancreatitis.

Rev. Med. Chil. 136, 976-980

MANDISCHER, C. (2002):

Untersuchungen am pankreasgangligierten Schwein zur Verdaulichkeit (praecaecal/in toto) eines stärkereichen Mischfutters unter dem Einfluss zwei verschiedener oral verabreichter Enzympräparationen.

Hannover, Tierärztl. Hochsch., Diss.

MAROTTA, R.B., u. M.H. FLOCH (1989):

Dietary therapy of steatorrhea.

Gastroenterol. Clin. North Am. 18, 485-512

MARRS, B., S. DELAGRAVE u. D. MURPHY (1999):

Novel approaches for discovering industrial enzymes.

Curr. Opin. Microbiol. 2, 241-245

MASCLEE, A. A. M., J. B. M. J. JANSEN, F. H. M. CORSTENS u. C. B. H. W. LAMERS (1989):

Reversible gall bladder dysfunction in severe pancreatic insufficiency.

Gut 30, 866-872

MAYERLE, J., u. M. M. LERCH (2001):

Course of illness in acute pancreatitis.

Kongressbd. Dtsch. Ges. Chir. Kongr. 118, 296-300

MEIER, R. (2002):

Nutrition in chronic pancreatitis.
in: M. W. BÜCHLER, H. FRIESS, W. UHL u. P. MALFERTHEINER (eds.): Chronic Pancreatitis – Novel concepts in biology and therapy.
Blackwell Wissenschafts-Verlag, Berlin, S. 445-456

MEIER, R., J. OCKENGA, M. PERTKIEWICZ, A. PAP, N. MILINIK u. J. MACFIE (2006):
ESPEN- Leitlinien Enterale Ernährung: Pankreas.
Clin. Nutr. 25, 275-284

MEYER, H. u. M. COENEN (1984):
Untersuchungen zum Einsatz von flüssigem Tierkörperhomogenisat.
1. Mitteilung: Zusammensetzung und Verdaulichkeit beim Schwein.
Berl. Münch. Tierärztl. Wschr. 97, 271-279

MEYER, J. H., J. ELASHOFF, V. PORTER- FINK, J. DRESSMAN u. G. L. AMIDON (1988):
Human postprandial gastric emptying of 1- 3 millimeter spheres.
Gastroenterol. 94, 1315-1325

MINISTRY OF HEALTH LABOUR AND WELFARE (2002):
The National Nutrition Survey in Japan.
Tokyo: Daiichi-Shuppan

MORELLO, E., L. G. BERMUDEZ-HUMARAN, D. LLULL, V. SOLE, N. MIRAGLIO, P. LANGELLA u. I. POQUET (2008):
Lactococcus lactis, an efficient cell factory for rekombinant protein produktion and secretion.
J. Mol. Microbiol. Biotechnol. 14, 48-58

MOORE, R. P. (1980):
Pathophysiology of canine exocrine pancreatic disease.
Comp. cont. Edu. 2, 657-660

MOUGHAN, P. J., P. D. CRANWELL, A. J. DARRAGH u. A. M. ROWAN (1994):

The domestic pig as a model: animal for studying in humans.
in: W. B. SOUFFRANT und HAGEMEISTER (eds.): Proc. 6th Int. Sympos. Dig. Physiol. In Pigs, Bad Doberan, 4-6.10.1994, pp. 389-396

MOUROT, J. ,u. T. CORRING (1979):
Adaptation of the lipase-colipase system to dietary lipid content in pig pancreatic tissue.
Ann. Biol. Anim. Biochem. Biophys. 19, 119-124

MOESSELER, A. K., P. C. GREGORY u. J. KAMPHUES (2006):
Bedeutung des exokrinen Pankreas für die Verdauung beim Schwein.
Übersichten zur Tierernährung 1, 57-103

MOESSNER, J. (1994):
Sense and nonsense in the treatment of exocrine pancreatic insufficiency.
Schweiz. Rundsch. 9, 873-876

NAKAMURA, T., K. TAKEBE u. M. ISHII (1996):
Study of gastric emptying in patients with pancreatic diabetes (chronic pancreatitis) using acetaminophen and isotope.
Acta Gastroenterol. Belg. 59, 177

NAKAMURA, T., K. TABEKE, A. TERADA, K. KUDOH, N. YAMADA, Y. ARAI u. H. KIKUCHI (1993):
Short-chain carboxylic acid in the feces in patients with pancreatic insufficiency.
Acta Gastroenterol. Belg. 56, 326-331

NAUMANN, C., u. R. BASSELER (2004):
Die chemische Untersuchung von Futtermitteln.
3.Aufl., VDLUFA-Verlag, Darmstadt

NCBI (2006):

http://www.ncbi.nlm.nih.gov/entrez/query.fcgi?db=Genom&cmd=search&ter
Retrieved 29/9/2006

NELSON, D., u. M. COX (2005):
Lehninger Biochemie.
3. Aufl., Verlag Springer, Berlin, Heidelberg, New York

NESS, J. E., S. B. DEL CARDAYRE, J. MINSHULL u. W. P. STEMMER (2000):
Molecular breeding: the natural approach to protein design.
Adv. Protein Chem. 55, 261-292

OLSEN, T. S. (1978):
The incidence and clinical relevance of chronic inflammation in the pancreas in autopsy material.
Acta Pathol. Microbiol. Scand. [A] 86A, 361-365

O`MAHONY, S., D. J. LINTOTT u. A. AXON (1995):
Endoscopic retrograde cholangiopancreatography.
Semin. Laparosc. Surg. 2, 93-101

OGAWA, J., u. S. SHIMIZU (1999):
Microbial enzymes: new industrial applications from traditional screening methods.
Trend Biotechnol. 17, 13-20

OVERLAND, M., M. D. TOKACH, S. G. CORNELIUS, J. E. PETTIGREW u. J. W. RUST (1993a):
Lecithin in swine diets: I. Weanling pigs.
J. Anim. Sci. 71, 1187-1193

OVERLAND, M., M. D. TOKACH, S. G. CORNELIUS, J. E. PETTIGREW u. M. E. WILSON (1993b):
Lecithin in swine diets: II. Growing-finishing pigs.
J. Anim. Sci. 71, 1194-1197

OZIMEK, L., R. MOSENTHIN u. W. C. SAUER (1995):

Effect of dietary canola oil and its degree of oxidation on pancreatic secretions in growing pigs.

Z. Ernährungswiss. 34, 224-230

PEREZ, M. M., A. D. NEWCOMER, C. G. MOERTEL, V. L. GO u. E. P. DIMAGNO (1983):

Assessment of weight loss, food intake, fat metabolism, malabsorption, and treatment of pancreatic insufficiency in pancreatic cancer.

Cancer 15, 346-352

PETRY, H., u. W. RAPP (1970):

Zur Problematik der Chromoxidbestimmung in Verdauungsversuchen.

Z. Tierphysiol. 27, 181-189

PILSWORTH, R. C., u. R. P. LEHNER (1986):

Use of cimetidine as an aid to the control of pancreatic insufficiency in a German shepherd bitch.

Vet. Rec. 119, 240

PONGPRASOBCHAI, S., u. E. P. DIMAGNO (2002):

Are Small Intestinal Bacterial Overgrowth and Pancreatic Diseases Associated?.

Pancreatology 2, 217-361

POPKIN, B. M. (2001):

Nutrition in transition: the changing global nutrition challenge.

Asia Pacific J. Clin. Nutr. 10 (Suppl.), 13-18

POWELL, K. A., S. W. RAMER, S. B. DEL CARDAYRE, W. P. C. STEMMER, M. B. TOBIN, P. F. LONGCHAMP u. G. W. HUISMAN (2001):

Gerichtete Evolution und Biokatalyse.

Angew. Chemie 113, 4068-4080

PRESCOTT, P., u. M. T. BAKOWSKI (1999):

Pathogenesis of fibrosing colonopathy: the role of methacrylic acid copolymer.
Pharmacoepidemiology and Drug Safety 8, 377-384

PROESMANS, M., u. K. DE BOECK (2003):
Omeprazole, a proton pump inhibitor, improves residual steatorrhea in cystic fibrosis patients treated with high dose pancreatic enzymes.
Eur. J. Pediatr. 162, 760-763

QUIGLEY, E., u. R. QUERA, (2006):
Small intestinal bacterial overgrowth: role of antibiotics, prebiotics and probiotics.
Gastroenterol. 130, 78-90

RADUN, D., J. E. DOMINGUEZ- MUNOZ u. P. MAFFERTHEINER (1997):
Chronische Pankreatitis: Konservative Therapie.
Z. Gastroenterol. Suppl. 1, 130-134

RAIMONDO, M., u. E. P. DIMAGNO (1994):
Lipolytic activity of bacterial lipase survives better than that of porcine lipase in human gastric and duodenal content.
Gastroenterol. 107, 231-235

RATOMAHENINA R., A. RIAUBLANC u. P. GALZY (1993):
Study of a lipase from candida rugosa Diddens and Lodder.
Lipid/Fett 95, 134-137

RAYFORD, P. L., T. A. MILLER u. J. C. THOMPSON (1976):
Secretin, Cholecystokinin and newer gastrointestinal hormones.
New England J. Med. 294 (20), 1093-1101

REETZ, M. T. (2002):
Lipases as practical biocatalysts.
Curr. Opin. Chem. Biol. 6, 145-150

REETZ, M. T. (2004):

Controlling the enantioselectivity of enzymes by directed evolution: practical and theoretical ramifications.

PNAS 101, 5716-5722

REGAN, P. T., J. R. MALAGELADA, E. P. DIMAGNO u. V. L. GO (1977):

Reduced intraluminal bile acid concentration and fat maldigestion in pancreatic insufficiency: correction by treatment.

Gastroenterol. 77, 285-289

REGAN, P. T., J. R. MALAGELADA, E. P. DIMAGNO u. V. L. W. GO (1979):

Postprandial gastric function in pancreatic insufficiency.

Gut 20, 249-254

REPHA GmbH BIOLOGISCHE ARZNEIMITTEL (2010):

Nortase®.

Internet: http://www.medizinfo.de/gastro/beschwerden/Faltblatt_NORTASE.pdf

RIEDE, U. N. (1995):

Magen.

In: U. N. RIEDE u. H. E. SCHÄFER (Hrsg.): Allgemeine und spezielle Pathologie.

4. Aufl. Verlag Georg Thieme, Stuttgart, S. 689-705

ROTHENBACHER, D., M. LOW, P. D. HARDT, H. U. KLOR, H. ZIEGLER u. H. BRENNER (2005):

Prevalence and determinants of exocrine pancreatic insufficiency among older adults: results of a population-based study.

Scand. J. Gastroenterol. 40, 697-704

RUBIN, B., u. E. A. DENNIS (1997):

Methods in Enzymology, Vol. 284.

Academic Press, San Diego

RUPPPIN, H. (1990):

Physiologie der gastralen Motilität.
Z. Gastroenterol. 28 (Suppl. 1), 3-5

RUTZ, G. M., J. M. STEINER u. J. HIRSCHBERGER (2000):
Exokrine Pankreasinsuffizienz des Hundes.
Tierärztl. Prax. 28, 138-144

SAILER, D., u. G. BERG (1973):
Mittelkettige Triglyceride.
European J. Nutr. 13, 6-17

SARLES, H. (1973):
An international survey on nutrition and pancreatitis.
Digestion 9, 389-403.

SAUNDERS, J. H. B., J. M. CARGILL u. K. G. WORMSLEY (1978):
Gastric secretion of acid in patients with pancreatic disease.
Digestion 17, 365-369

SCHMIDT, R. F., u. G. THEWS (1995):
Physiologie des Menschen.
23. Aufl., Springer-Verlag, Berlin

SCHNEIDER, M. (1992):
Lecithine – Gewinnung, Herstellung, Eigenschaften und Bedeutung für die industrielle Anwendung.
Lipid/Fett 94, 524-533

SCHLEGEL, J. F., u. C. F. CODE (1975):
The gastric peristalsis of the interdigestive housekeeper.
In: G. VANTRAPPEN (eds.): Proc. 5th Int. Symp. on GI Motility.
Verlag Typhoff- Press, Leuven, p. 321

SCHRAG, J. D., Y. G. LI, S. WU u. M. CYGLER (1991):

Ser-His-Glu triad forms the catalytic site of the lipase from Geotrichum candidum.
Nature 351, 761-764

SHERDING, R. G. (1979):
Canine exocrine pancreatic insufficiency.
Comp. Cont. Educ. 1, 816-821

SIEGENTHALER, W., u. H. E. BLUM (2006):
Klinische Pathophysiologie.
9. Aufl., Verlag Georg Thieme, Stuttgart

SIGMA ALDRICH Co. (2010):
Orlistat®.
Internet:
http://www.sigmaaldrich.com/catalog/ProductDetail.do?N4=O4139|SIGMA&N5=SEARCH_CONCAT_PNO|BRAND_KEY&F=SPEC

SINGER, M. V., u. M. K. MÜLLER (1995):
Epidemiologie, Ätiologie und Pathogenese der chronischen Pankreatitis.
In: J. MÖSSNER, G. ADLER, R. FÖLSCH u. M. V. SINGER (Hrsg.): Erkrankungen des exokrinen Pankreas.
2. Auflage, Gustav Fischer Verlag, Jena, Stuttgart, S. 313-324

SLAFF, J., D. JACOBSON, C. R. TILLMANN, C. CURINGTON u. P. TOSKES (1984):
Protease-specific suppression of pancreatic exocrine secretion.
Gastroenterol. 87, 44-52

SMYTH, R. L., D. ASHBY, U. O`HEA, E. BURROWS, P. LEWIS, D. VAN VELZEN u. J. A. DODGE (1995):
Fibrosing colonopathy in cystic fibrosis: results of a case-control study.
Lancet 346, 1247- 1251

SOMMER, H. (1997):

Grundlagen der Diätetik von Erkrankungen der Bauchspeicheldrüse.
Aktuel. Ernährungsmed. 22, 338-341

STRASSNER, A. (2010):
Pferdewissenschaften: Physiologie & Biochemie: GIT 2.
Internet: http://www.vu-wien.ac.at/i119/Bb%20PW_GIT%202%2009%20Motorik.pdf

STAUB, J. L., H. SARLES, J. C. SOULE, J. P. GALMICHE u. J. P. CAPRON (1981):
No effects of cimetidine on the therapeutic response to oral enzymes in severe pancreatic insufficiency.
Gut 21, 778-786

STREIT, W. R., R. DANIEL u. K. E. JAEGER (2004):
Prospecting for biokatalysts and drugs in the genomes of non-cultured microorganisms.
Curr. Opin. Biotechnol. 15, 285-290

STRYER, L. (1995):
Biochemie.
4. Aufl., Spektrum Akademischer Verlag, Heidelberg

SUTER, P. (2002):
Checkliste Ernährung.
1. Aufl., Verlag Thieme, Stuttgart, New York

SUZUKI A., A. MIZUMOTO, M. G. SARR u. E. P. DIMAGNO (1997):
Bacterial lipase and high-fat diets in canine exocrine pancreatic insufficiency: a new therapy of steatorrhea?.
Gastroenterol. 112, 2048-2055

SUZUKI, A., A. MIZUMOTO, R. RERKNIMITR, M. G. SARR u. E. P. DIMAGNO (1999):

Effect of bacterial or porcine lipase with low- or high-fat diets on nutrient absorption in pancreatic-insufficient dogs.

Gastroenterol. 116, 431-437

TABELING, R. (1998):

Untersuchungen am pankreasgangligierten Schwein zu Effekten einer Enzympräparation auf die Nährstoffverdaulichkeit (praecaecal / in toto).

Hannover, Tierärztl. Hochsch. Diss.

THAELA, M.-J., G. PIERZYNOWSKI, M. S. JENSEN, K. JAKOBSEN, B. R. WESTRÖM u. B. W. KARLSEN (1995):

The pattern of the circadian rhythm of pancreatic secretion in fed pigs.

J. Anim. Sci. 73, 3402-3408

THIRUVENGADAM, R., u. E. P. DIMAGNO (1988):

Inactivation of human lipase by proteases.

Am. J. Physiol. 255, G476-81

TRAVICA, S. (2009):

Exokrine Pankreasinsuffizienz optimal behandeln.

J. für gastroenterol. und hepatol. Erkrankungen 7, 21

UNTERBERG, C., u. R. SPENCER (1986):

pH-Abhängigkeit der Aktivität von Substitutionsenzymen für humane Pankreaslipase – eine in-vitro-Studie.

Fette, Seifen, Anstrichmittel 88, 561-564

VAN VELZEN, D., L. M. BALL, A. R. DEZFULIAN, A. SOUTHGATE u. C. V. HOWARD (1996):

Comparative and experimental pathology of fibrosing colonopathy.

Postgrad. Med. J. 72 (suppl. 2), 39-48

VAUPEL, P. (2007):

Funktion des Magen-Darm-Trakts.
In: R. F. SCHMIDT u. F. LANG (Hrsg.): Physiologie des Menschen.
30. Aufl., Verlag Springer, Berlin, Heidelberg, New York, S. 859-905

VERGER, R. (1984):
In: B. BORGSTRÖM u. H. L. BROCKMAN (Hrsg.): Lipases.
Verlag Elsevier, Amsterdam, S. 83-150

VILLE, E., F. CARRIERE, C. RENOU u. R. LAUGIER (2002):
Physiological study of pH stability and sensitivity to pepsin of human gastric lipase.
Digestion 65, 73-81

VOGET, S., C. LEGGEWIE, A. UESBECK, C. RAASCH, K. E. JAEGER u. W. R.STREIT (2003):
Prospecting for novel biocatalysts in the soil metagenome.
Appl. Environ. Microbiol. 69, 6235-6242

WACKETT, L. P. (2004):
Novel biocatalysts by database mining.
Curr. Opin. Biotechnol. 15, 280-284

WEETE, J. D. (1997):
Microbial lipases.
In: C. AKOH u. D. MIN (Hrsg.): Food lipids
Verlag Macel Dekker Inc., New York, S. 641-664

WEIZMAN, Z., P. R. DURIE, H. R. KOPELMAN, S. M. VESELY u. G. G. FORSTNER (1986):
Bile acid secretion in cystic fibrosis: evidence for a defect unrelated to fat malabsorption.
Gut 27, 1043-1048

WELSCH, A. (1986):

Krankenernährung.
5. Aufl., Georg Thieme Verlag, Stuttgart, S. 133-138

WESTERMARCK, E., V. MYLLYS u. M. AHO (1993):
Effect of treatment on the jejunal and colonic bacterial flora of dogs with exocrine pancreatic insufficiency.
Pancreas 8, 559-562

WHO (2002):
Report of a Joint WHO/FAO Expert Consultation
WORLD HEALTH ORGANIZATION
FOOD AND AGRICULTURE ORGANIZATION OF THE UNITED NATIONS
WHO Technical Report Series 916

WILLIG, E. (2008):
Ernährungsmedizin und Diätetik für Pankreasoperierte.
Solvay Arzneimittel GmbH, Hannover (Hrsg.), 1. Aufl., Verlag Mitzkat, Holzminden

WOLFF, A. M., u. M. S. SHOWELL (1997):
Enzymes in detergency.
Verlag Dekker, New York S. 93-106

WOLFFRAM, S. u. E. SCHARRER (2010):
Funktion des Dünndarms und seiner Anhangsdrüsen.
In: W. VON ENGELHARDT (Hrsg.): Physiologie der Haustiere
3. Aufl., Verlag Enke, Stuttgart, S. 380-405

WOOLEY, P., u. S. B. PETERSEN (1994):
Lipases: Their Structure, Biochemistry and Molecular biology.
Cambridge University Press, Cambridge

WORLD HEALTH ORGANISATION (2002):
Joint the WHO/FAO Expert Consultation on Diet, Nutrition and the Prevention of Chronic Diseases.
Genf, 28. Jan- 1. Feb.

WORNING, H. (1990):
Incidence and prevalence of chronic pancreatitis.
In: H. G. BERGER, M. BÜCHLER u. H. DITSCHUNET (eds.): Chronic pancreatitis.
Berliner Springer Verlag

YOUNG, J. A., D. J. COOKS, J. M. LINGARD, E. W. VAN LENNEP u. E. WEGEMAN (1994):
Funktion des Magen-Darm-Trakts.
In. R. KLINKE u. S. SILBERNAGEL (Hrsg.): Lehrbuch der Physiologie.
2. Aufl., Verlag Georg Thieme, Stuttgart, S. 387-433

ZANTZ, S. (2006):
Untersuchungen zur Entwicklung eines Screening-Tests zur Beurteilung substituierter Lipasen im Modell pankreasgangligiertes Miniaturschwein.
Hannover, Tierärztl. Hochsch., Diss.

ZENGLER, K., G. TOLEDO, M. RAPPE, J. ELKINS, E. J. MATHUR, J. M. SHORT u. M. KELLER (2002):
Cultivating the uncultured.
Proc. Natl. Acad. Sci. USA $\underline{99}$, 15681-15686

ZENTLER-MUNRO, P. L., B. A. ASSOUFI, K. BALASUBRAMANIAN, S. CORNELL, D. BENOLIEL, T. C. NORTHFIELD u. M. E. HODSON (1992):
Therapeutic potential and clinical efficacy of acid-resistant fungal lipase in the treatment of pancreatic steatorrhea due to Cystic Fibrosis.
Pancreas $\underline{7}$, 311-319

LITERATURVERZEICHNIS

ZENTLER-MUNRO, P. L., W. J. F. FITZPATRICK, J. C. BATTEN u. T. C. NORTHFIELD (1984):

Effect of intrajejunal acidity on aqueous phase bile acid and lipid concentrations in pancreatic steatorrhea due to cystic fibrosis.

Gut 25, 500-507

8 TABELLENANHANG

1. Verdaulichkeitsstudien an K-0 Tieren ohne Enzymzulage

Die Tiere erhielten zweimal täglich eine Futtermenge (VD) von 300 g uS/Mahlzeit

Anhang 1.1 Anflutung von Chymusmasse (g uS/12 h, g TS/12 h) sowie TS-Gehalt (%) am terminalen Ileum

TierNr.	Tag	Chymus- masse (g uS/12 h)	TS-Gehalt (%)	Chymus- masse (g TS/12 h)
105	1	250	87,9	37,5
	2	277	98,1	37,8
	3	250	98,2	34,3
114	1	310	83,6	49,9
	2	278	97,9	39,5
	3	269	98,3	37,8
145	1	120	95,7	23,3
	2	181	98,2	33,6
	3	218	98,5	34,7

Anhang 1.2 Nährstoff- und Cr_2O_3-Konzentration im Ileumchymus (g/kg TS)

TierNr.	Tag	Rp (g/kg TS)	Rfe (g/kg TS)	Stärke (g/kg TS)	Cr_2O_3 (g/kg TS)
105	1	223	90,9	67,9	15,6
	2	195	79,4	20,0	18,9
	3	243	102	8,9	16,2
114	1	193	77,2	24,2	20,9
	2	205	87,4	27,8	20,1
	3	211	88,8	19,9	19,6
145	1	212	62,2	29,3	24,1
	2	179	104	26,6	20,5
	3	163	117	28,7	19,4

TABELLENANHANG

Anhang 1.3 Praecaecale Verdaulichkeit der Rohnährstoffe und Stärke sowie Chromoxid-Wiederfindung (%)

Tier-Nr.	Tag	TS (%)	Rp (%)	Rfe (%)	Stärke (%)	Cr_2O_3-Wdf. (%)
105	1	83,6	75,5	95,4	97,1	93,4
	2	86,4	82,3	96,7	99,3	114
	3	84,2	74,3	95,1	99,6	88,9
114	1	87,8	84,2	97,1	99,2	167
	2	87,3	82,5	96,6	99,1	127
	3	87,0	81,6	96,5	99,3	119
145	1	89,4	85,0	98,0	99,2	89,9
	2	87,5	85,0	96,0	99,1	110
	3	86,8	85,6	95,3	99,0	108

Anhang 1.4 Abgesetzte Kotmasse (g uS/d, g TS/d) sowie TS-Gehalt (%)

TierNr.	Tag	Kotmasse (g uS/d)	TS-Gehalt (%)	Kotmasse (g TS/d)
105	1	56	97,2	39
	2	64	97,5	35
	3	0	0,0	0
	4	47	97,3	41
	5	65	98,0	43
114	1	77	97,9	47
	2	53	98,1	43
	3	40	97,9	36
	4	0	0,0	0
	5	55	98,7	41
141	1	14	97,7	13
	2	38	97,8	36
	3	82	98,2	66
	4	39	98,2	32
	5	31	98,4	29
142	1	0	97,2	0
	2	42	96,2	40
	3	53	97,2	48
	4	42	97,3	40
	5	43	96,8	41
145	1	61	0,0	48
	2	114	96,8	74
	3	68	97,0	47
	4	24	97,7	19
	5	21	97,0	16

Anhang 1.5 Nährstoff- und Cr_2O_3-Konzentration im Kot (g/kg TS)

TierNr.		Rp (g/kg TS)	Rfe (g/kg TS)	Cr_2O_3 (g/kg TS)
105	Aliquot Tag 1-5	177	284	36,2
114		153	215	33,5
141		199	258	42,2
142		182	218	43,7
145		169	279	36,7

Anhang 1.6 Verdaulichkeit der Rohnährstoffe sowie Chromoxid-Wiederfindung (%) über den gesamten Gastrointestinaltrakt

Tier-Nr.		TS (%)	Rp (%)	Rfe (%)	Cr_2O_3-Wdf. (%)
105	Aliquot Tag 1-5	92,9	91,6	93,9	89,0
114		92,4	92,2	95,0	87,6
141		92,1	91,4	92,6	101
142		93,4	92,4	95,2	99,5
145		93,0	92,1	94,1	118

TABELLENANHANG

2. Verdaulichkeitsstudien an PL-Tieren ohne und mit Zulage des pMEP-B

Die Tiere erhielten zweimal täglich eine Futtermenge (VD) von 300 g uS/Mahlzeit

Anhang 2.1 Anflutung von Chymusmasse (g uS/12h, g TS/ 12 h) sowie TS-Gehalt (%) am terminalen Ileum der PL-Tiere ohne Enzymzulage (PL-0)

TierNr.	Tag	Chymusmasse (g uS/12 h)	TS-Gehalt (%)	absolute Chymusmasse (g TS/12 h)
83	1	534	97,5	56,3
	2	201	97,1	25
	3	316	97,3	74,5
88	1	368	99,7	144
	2	522	98,6	205
	3	698	97,9	270
92	1	615	95,5	187
	2	416	97,5	72,4
	3	455	96,8	131
94	1	333	97,8	124
	2	466	98,0	143
	3	390	98,3	126
96	1	664	98,9	171
	2	765	97,1	250
	3	532	97,5	160
124	1	223	98,0	70,8
	2	324	98,7	99,9
	3	376	98,1	112

Anhang 2.2 Nährstoff- und Cr_2O_3-Konzentration im Ileumchymus (g/kg TS) bei PL-Tieren ohne Enzymzulage (PL-0)

TierNr.	Tag	Rp (g/kg TS)	Rfe (g/kg TS)	Stärke (g/kg TS)	Cr_2O_3 (g/kg TS)
83	1	191	645	10,0	2,3
	2	359	275	472	6,4
	3	164	359	232	5,2
88	1	131	501	225	2,4
	2	119	262	61,8	4,0
	3	115	330	385	3,8
92	1	141	454	206	6,5
	2	238	395	112	5,3
	3	169	562	84,8	3,5
94	1	113	415	318	4,0
	2	130	367	319	3,8
	3	136	481	171	2,7
96	1	236	396	134	4,9
	2	169	339	312	3,8
	3	181	395	240	3,5
124	1	135	330	343	4,1
	2	129	254	394	5,2
	3	151	294	359	3,9

Anhang 2.3 Praecaecale Verdaulichkeit der Rohnährstoffe und Stärke sowie Chromoxid-Wiederfindung (%) bei PL-Tieren ohne Enzymzulage (PL-0)

Tier-Nr.	Tag	TS (%)	Rp (%)	Rfe (%)	Stärke (%)	Cr_2O_3-Wdf. (%)
83	1	-13,4	-44,8	-124	97,1	20,3
	2	60,1	4,1	66,5	51,8	25,7
	3	50,7	45,7	45,9	70,6	61,8
88	1	-5,0	7,7	-60,7	39,5	56,2
	2	35,5	48,8	48,4	89,8	130
	3	31,9	47,4	31,3	32,8	162
92	1	60,8	62,9	45,5	79,2	195
	2	51,3	22,4	41,2	86,0	60,9
	3	27,6	17,9	-24,5	84,2	74,1
94	1	35,5	51,0	18,1	47,4	78,4
	2	33,1	42,0	24,9	45,2	87,7
	3	4,0	12,4	-41,3	57,9	53,9
96	1	47,8	17,7	36,7	82,0	134
	2	33,4	24,7	31,0	46,7	154
	3	27,5	12,4	12,4	55,4	90,1
124	1	37,0	43,2	36,5	44,6	46,0
	2	51,2	57,9	62,0	50,6	83,7
	3	34,1	33,5	40,8	39,4	69,7

TABELLENANHANG

Anhang 2.3 Anflutung von Chymusmasse (g uS/12 h, g TS/12 h) sowie TS-Gehalt (%) am terminalen Ileum der PL-Tiere mit Zulage des pMEP-B, Dosierung 1

TierNr.	Tag	Chymusmasse (g uS/12 h)	TS-Gehalt (%)	Chymusmasse (g TS/12 h)
83	1	1280	98,6	190
	2	508	99,5	115
	3	250	97,9	*
88	1	832	99,8	249
	2	175	99,7	50,9
	3	998	99,3	365
92	1	316	99,2	64,5
	2	1047	99,0	144
	3	446	98,6	86,0
94	1	784	99,7	157
	2	519	99,7	99,6
	3	672	99,5	151
96	1	566	99,6	117
	2	356	99,8	84,0
	3	799	98,7	165
124	1	647	99,4	165
	2	511	100	138
	3	213	100	66,2

* keine Chymussammlung auf Grund einer defekten ileocaecalen Fistel

Anhang 2.4 Anflutung von Chymusmasse (g uS/12 h, gTS/12 h) sowie TS-Gehalt (%) am terminalen Ileum der PL-Tiere mit Zulage des pMEP-B, Dosierung 2

TierNr.	Tag	Chymusmasse (g uS/12 h)	TS-Gehalt (%)	Chymusmasse (g TS/12 h)
83	1	610	99,1	117
	2	457	99,6	74,8
	3	559	98,5	104
88	1	276	100	66,3
	2	557	97,9	138
	3	820	99,4	201
92	1	427	98,7	79,0
	2	251	99,0	41,5
	3	445	99,1	71,4
94	1	373	99,1	79,3
	2	475	99,3	87,1
	3	592	98,7	88,3
96	1	521	99,3	109
	2	491	98,9	89,5
	3	489	97,9	105
124	1	443	99,0	94,3
	2	432	99,1	63,3
	3	493	98,5	99

Anhang 2.5 Anflutung von Chymusmasse (g uS/12 h, gTS/12 h) sowie TS-Gehalt (%) am terminalen Ileum der PL-Tiere mit Zulage des pMEP-B, Dosierung 3 (floss nicht in die Auswertung ein, s. 4.1.5)

TierNr.	Tag	Chymusmasse (g uS/12 h)	TS-Gehalt (%)	Chymusmasse (g TS/12 h)
83	1	342	99,1	62,3
	2	366	99,0	58,4
	3	411	99,7	68,9
88	1	633	98,9	100
	2	357	98,6	56,3
	3	592	98,2	83,7
92	1	344	97,8	48,9
	2	305	98,7	49,1
	3	272	97,1	35,7
94	1	298	98,0	48,2
	2	332	98,8	54,4
	3	425	97,0	59,5
96	1	365	98,3	52,5
	2	399	99,0	67,1
	3	343	98,0	55,5
124	1	400	99,3	58,3
	2	566	98,8	68,6
	3	387	98,5	52,5

Anhang 2.6 Nährstoff- und Cr_2O_3-Konzentration im Ileumchymus (g/kg TS) bei PL-Tieren mit Zulage des pMEP-B, Dosierung 1

TierNr.	Tag	Rp (g/kg TS)	Rfe (g/kg TS)	Stärke (g/kg TS)	Cr_2O_3 (g/kg TS)
83	1	130	262	309	5,46
	2	187	268	256	5,49
	3	216	347	179	4,65
88	1	96,5	264	428	3,80
	2	131	268	378	3,89
	3	79,1	221	503	4,14
92	1	237	459	131	6,59
	2	241	359	69,2	7,14
	3	223	423	54,1	9,25
94	1	138	424	137	6,60
	2	152	298	249	6,34
	3	139	388	159	6,99
96	1	206	329	188	5,44
	2	161	354	207	5,98
	3	182	332	170	5,10
124	1	129	200	443	4,01
	2	177	371	244	2,66
	3	136	225	433	3,96

Anhang 2.7 Nährstoff- und Cr_2O_3-Konzentration im Ileumchymus (g/kg TS) bei PL-Tieren mit Zulage des pMEP-B, Dosierung 2

TierNr.	Tag	Rp (g/kg TS)	Rfe (g/kg TS)	Stärke (g/kg TS)	Cr_2O_3 (g/kg TS)
83	1	179	326	101	5,41
	2	200	262	179	6,94
	3	173	253	220	7,68
88	1	131	293	296	4,14
	2	99,2	185	480	5,44
	3	98,6	210	416	4,87
92	1	258	350	41,8	10,5
	2	208	353	17,6	10,5
	3	190	419	35,1	9,00
94	1	120	161	349	8,15
	2	153	314	155	7,84
	3	177	173	233	7,88
96	1	163	320	213	7,29
	2	175	395	127	6,47
	3	175	307	240	6,64
124	1	158	387	167	5,64
	2	183	125	266	1,11
	3	158	158	324	9,94

Anhang 2.8 Nährstoff- und Cr_2O_3-Konzentration im Ileumchymus (g/kg TS) bei PL-Tieren mit Zulage des pMEP-B, Dosierung 3 (floss nicht in die Auswertung ein, s. 4.1.5)

TierNr.	Tag	Rp (g/kg TS)	Rfe (g/kg TS)	Stärke (g/kg TS)	Cr_2O_3 (g/kg TS)
83	1	139	97,2	355	9,66
	2	182	214	127	10,1
	3	183	156	206	10,5
88	1	124	323	121	5,57
	2	154	261	130	9,99
	3	171	141	275	7,13
92	1	214	131	68,9	1,73
	2	169	320	13,2	1,22
	3	226	134	44,1	1,64
94	1	169	354	24,4	1,19
	2	143	230	21,0	1,51
	3	148	249	80,2	1,62
96	1	162	255	130	1,03
	2	198	199	204	1,01
	3	206	191	146	1,17
124	1	174	187	213	9,37
	2	170	192	134	1,10
	3	159	151	193	1,11

Anhang 2.9 Praecaecale Verdaulichkeit der Rohnährstoffe und Stärke sowie Chromoxid-Wiederfindung (%) bei PL-Tieren mit Zulage des pMEP-B, Dosierung 1

Tier-Nr.	Tag	TS (%)	Rp (%)	Rfe (%)	Stärke (%)	Cr_2O_3-Wdf. (%)
83	1	53,1	59,3	62,5	62,8	166
	2	53,4	41,7	61,7	69,3	101
	3	44,9	20,6	41,5	74,8	37,9
88	1	32,6	56,5	45,7	26,1	151
	2	34,2	42,2	46,1	36,2	31,7
	3	38,2	67,3	58,3	20,3	242
92	1	72,3	58,7	64,2	96,2	127
	2	61,2	38,5	45,6	87,0	68,0
	3	64,2	42,1	60,7	93,6	164
94	1	63,4	66,0	56,6	85,1	169
	2	61,2	64,1	49,7	86,3	165
	3	59,6	58,8	63,2	74,2	101
96	1	49,8	38,7	49,0	78,1	135
	2	53,0	35,2	52,6	77,4	102
	3	57,2	53,7	53,8	77,2	80,4
124	1	36,3	45,1	61,0	27,6	106
	2	3,8	-13,9	-9,2	39,8	58,7
	3	35,4	41,2	55,5	28,2	41,9

TABELLENANHANG

Anhang 2.10 Praecaecale Verdaulichkeit der Rohnährstoffe und Stärke sowie Chromoxid-Wiederfindung (%) bei PL-Tieren mit Zulage des pMEP-B, Dosierung 2

Tier-Nr.	Tag	TS (%)	Rp (%)	Rfe (%)	Stärke (%)	Cr_2O_3-Wdf. (%)
83	1	66,7	61,5	74,2	81,2	127
	2	52,7	43,5	52,8	87,8	101
	3	63,1	50,7	70,4	83,1	83,1
88	1	47,4	65,3	66,2	43,9	157
	2	38,2	45,8	44,6	53,1	43,9
	3	53,0	68,8	73,4	42,1	121
92	1	75,7	58,0	74,0	97,4	133
	2	75,6	66,1	73,7	98,9	69,7
	3	71,6	63,9	63,6	97,4	103
94	1	68,6	74,8	84,5	71,9	103
	2	67,4	66,6	68,7	87,0	109
	3	67,5	61,5	82,8	80,6	111
96	1	64,9	61,7	65,6	80,8	127
	2	60,5	53,7	52,2	87,1	92,6
	3	61,5	55,0	63,8	76,3	112
124	1	54,6	52,1	46,3	80,6	85,0
	2	-131	-182	11,8	-57,5	11,2
	3	74,3	72,7	87,5	78,6	157

Anhang 2.11 Praecaecale Verdaulichkeit der Rohnährstoffe und Stärke sowie Chromoxid-Wiederfindung (%) bei PL-Tieren mit Zulage des pMEP-B, Dosierung 3 (floss nicht in die Auswertung ein, s. 4.1.5)

Tier-Nr.	Tag	TS (%)	Rp (%)	Rfe (%)	Stärke (%)	Cr_2O_3-Wdf. (%)
83	1	73,5	75,3	92,1	75,9	96,3
	2	74,5	69,0	83,3	91,7	93,9
	3	75,7	70,3	88,4	87,2	116
88	1	54,1	61,8	54,7	85,7	89,2
	2	74,4	73,6	79,6	91,5	90,0
	3	64,1	58,9	84,6	74,7	95,5
92	1	-48,1	-112	40,7	73,8	13,5
	2	-110	-138	-106	92,9	9,5
	3	-56,3	-136	36,0	82,3	9,3
94	1	-114	-143	-132	86,6	9,2
	2	-69,7	-62,0	-19,2	90,9	13,1
	3	-58,1	-57,0	-20,6	67,5	15,4
96	1	-149	-170	-94,5	16,8	8,6
	2	-153	-236	-54,2	-32,6	10,9
	3	-118	-201	-118	18,4	10,4
124	1	-131	-147	-7,0	-14,4	9,3
	2	72,7	68,1	84,3	85,0	87,4
	3	-132	-164	-36,4	20,5	12,1

Anhang 2.12 Abgesetzte Kotmasse (g uS/d, g TS/d) sowie TS-Gehalt (%) bei PL-Tieren ohne Enzymzulage (PL-0)

TierNr.	Tag	Kotmassen (g uS/d)	TS-Gehalt (%)	Kotmassen (g TS/d)
83	1	285	99,4	142
	2	118	98,7	74,5
	3	402	98,4	202
	4	352	98,6	170
	5	1	97,6	14,4
88	1	203	99,0	102
	2	0	0	0
	3	367	98,4	213
	4	202	98,1	123
	5	482	99,2	293
92	1	191	98,9	128
	2	244	99,2	160
	3	217	98,9	149
	4	156	99,2	109
	5	245	98,9	143
94	1	107	88,7	62,6
	2	146	99,3	83,1
	3	212	98,5	116
	4	112	9,9	66,8
	5	62	98,9	47,5
98	1	394	98,6	238
	2	127	98,8	89,0
	3	568	98,1	289
	4	213	98,8	116
	5	224	99,1	115
124	1	24	98,1	29,7
	2	214	98,9	122
	3	468	98,5	208
	4	308	98,6	145
	5	24	98,1	21,8

Anhang 2.13 Nährstoff- und Cr_2O_3-Konzentration im Kot (g/kg TS) bei PL-Tieren ohne Enzymzulage (PL-0)

TierNr.		Rp (g/kg TS)	Rfe (g/kg TS)	Cr_2O_3 (g/kg TS)
83	Aliquot Tag 1-5	162	621	6,56
88		201	560	6,16
92		145	675	7,84
94		177	632	5,93
98		186	597	6,40
124		194	558	6,70

Anhang 2.14 Verdaulichkeit der Rohnährstoffe sowie Chromoxid-Wiederfindung (%) über den gesamten Gastrointestinaltrakt bei PL-Tieren ohne Enzymzulage (PL-0)

Tier-Nr.		TS (%)	Rp (%)	Rfe (%)	Cr_2O_3-Wdf. (%)
83	Aliquot Tag 1-5	59,7	56,3	23,4	62,6
88		57,0	42,1	26,4	70,6
92		66,2	67,2	30,3	83,2
94		55,4	47,3	13,7	34,4
96		58,7	48,6	24,6	85,0
124		60,5	48,7	32,6	55,5

Anhang 2.15 Abgesetzte Kotmasse (g uS/d, g TS/d) sowie TS-Gehalt (%) nach Zulage des pMEP-B, Dosierung 1

TierNr.	Tag	Kotmasse (g uS/d)	TS-Gehalt (%)	Kotmasse (g TS/d)
83	1	0,0	0	0
	2	185	98,0	115
	3	145	97,6	90,3
	4	291	97,8	171
	5	80	98,0	63,8
88	1	0	0	0
	2	389	98,5	214
	3	166	98,0	99,6
	4	220	97,9	131
	5	125	98,3	90,9
92	1	0	0	0
	2	132	98,4	109
	3	689	98,4	311
	4	163	99,0	89,7
	5	0	0	0
94	1	82	98,3	71,5
	2	108	98,0	90,0
	3	226	98,0	148
	4	101	97,9	80,7
	5	152	98,2	104
96	1	57	98,2	56,8
	2	175	98,4	133
	3	197	98,5	123
	4	135	98,2	84,3
	5	332	98,5	184
124	1	125	98,8	105
	2	209	98,9	138
	3	81	98,5	78,2
	4	0	0	0
	5	82	98,2	67,8

Anhang 2.16 Abgesetzte Kotmasse (g uS/d, g TS/d) sowie TS-Gehalt (%) nach Zulage des pMEP-B, Dosierung 2

TierNr.	Tag	Kotmasse (g uS/d)	TS-Gehalt (%)	Kotmasse (g TS/d)
83	1	0	0	0
	2	140	98,3	109
	3	128	98,1	80,9
	4	0	0,0	0,00
	5	88	98,2	73,82
88	1	163	97,9	107
	2	261	98,4	147
	3	258	98,1	159
	4	0	0	0
	5	69	98,3	67,8
92	1	58	98,5	56,8
	2	92	98,4	67,7
	3	395	98,0	196
	4	74	98,5	45,6
	5	66	98,1	63,1
94	1	133	98,6	94,4
	2	90	98,8	70,2
	3	115	98,2	97,9
	4	110	98,2	91,1
	5	136	98,2	94,33
96	1	312	98,2	172,8
	2	90	98,2	55,8
	3	157	97,9	90,9
	4	291	97,7	167
	5	133	97,9	84,9
124	1	250	98,3	153
	2	207	98,6	120
	3	0	0	0
	4	55	98,5	66,0
	5	74	98,2	68,3

Anhang 2.17 Abgesetzte Kotmasse (g uS/d, g TS/d) sowie TS-Gehalt (%) nach Zulage des pMEP-B, Dosierung 3

TierNr.	Tag	Kotmasse (g uS/d)	TS-Gehalt (%)	Kotmasse (g TS/d)
83	1	0	0	0
	2	130	98,3	98,5
	3	186	98,6	105
	4	179	97,7	100
	5	79	98,3	49,6
88	1	72	99,1	61,4
	2	97	98,7	87,5
	3	236	98,7	151
	4	156	98,8	107
	5	115	98,6	83,1
92	1	0	0	0
	2	120	98,5	75,0
	3	36	98,4	42,0
	4	170	99,3	88,1
	5	56	98,1	43,4
94	1	96	98,1	69,2
	2	75	98,2	63,2
	3	46	98,1	36,2
	4	44	98,8	50,4
	5	43	98,1	48,1
96	1	0	0	0
	2	88	98,2	59,1
	3	91	98,3	57,0
	4	95	98,3	75,5
	5	92	98,2	71,0
124	1	64	98,6	44,5
	2	207	98,8	131
	3	0	0	0
	4	0	0	0
	5	76	98,6	70,2

Anhang 2.18 Nährstoff- und Cr_2O_3-Konzentration im Kot (g/kg TS) bei PL-Tieren mit Zulage des pMEP-B in 3 Dosierungen

TierNr.		Dosierung	Rp (g kg/TS)	Rfe (g kg/TS)	Cr_2O_3 (g kg/TS)
83	Aliquot Tag 1-5	1	191	587	10,7
88			220	506	8,8
92			185	531	10,0
94			201	553	10,9
96			203	584	9,5
124			179	497	8,5
83	Aliquot Tag 1-5	2	241	464	16,0
88			193	465	10,5
92			247	488	13,6
94			204	531	10,9
96			216	474	10,5
124			207	466	15,6
83	Aliquot Tag 1-5	3	202	486	16,9
88			169	448	12,6
92			201	394	23,7
94			196	448	19,7
96			189	505	18,0
124			242	338	21,1

TABELLENANHANG

Anhang 2.19 Verdaulichkeit der Rohnährstoffe sowie Chromoxid-Wiederfindung (%) über den gesamten Gastrointestinaltrakt bei PL-Tieren mit Zulage des pMEP-B in 3 Dosierungen

Tier-Nr.		Dosierung	TS (%)	Rp (%)	Rfe (%)	Cr_2O_3-Wdf. (%)
83	Aliquot Tag 1-5	1	84,0	74,2	77,3	66,7
88			71,0	57,3	55,1	74,5
92			74,4	68,3	58,4	80,5
94			76,5	68,3	60,2	84,6
96			73,0	63,3	51,8	87,1
124			68,9	62,7	52,8	52,0
83	Aliquot Tag 1-5	2	76,0	69,3	57,0	73,9
88			75,6	68,6	65,4	79,1
92			80,5	67,8	70,9	91,4
94			75,8	66,9	60,7	76,7
96			74,7	63,4	63,3	93,2
124			83,6	77,3	76,6	99,5
83	Aliquot Tag 1-5	3	84,3	78,7	76,6	93,2
88			79,0	76,3	71,3	97,3
92			89,2	85,5	87,0	93,0
94			87,0	83,0	82,3	82,9
96			85,8	82,0	78,0	74,4
124			87,9	80,4	87,5	82,2

3. Verdaulichkeitsstudien an PL-Tieren ohne und mit Zulage des pMEP-I

Anhang 3.1 Abgesetzte Kotmasse (g uS/d, g TS/d) sowie TS-Gehalt (%) bei PL-Tieren ohne Enzymzulage (PL-0) bei zweimal täglicher Fütterung (VD) von 300 g uS/Mahlzeit

TierNr.	Tag	Kotmassen (g uS/d)	TS-Gehalt (%)	Kotmassen (g TS/d)
126	1	124	97,9	77
	2	254	97,9	176
	3	81	97,9	62
	4	113	98,4	80
	5	382	98,2	200
127	1	290	98,6	136
	2	402	98,5	193
	3	160	98,0	84
	4	544	98,7	256
	5	95	98,6	49
130	1	420	98,4	166
	2	35	95,8	29
	3	0	0	0
	4	65	98,2	41
	5	159	97,8	70
132	1	96	98,7	50
	2	514	98,0	236
	3	400	98,1	207
	4	239	98,2	113
	5	0	0	0

Anhang 3.2 Nährstoff- und Cr_2O_3-Konzentration im Kot (g/kg TS) bei PL-Tieren ohne Enzymzulage (PL-0) bei zweimal täglicher Fütterung (VD) von 300 g uS/Mahlzeit

TierNr.		Rp (g/kg TS)	Rfe (g/kg TS)	Cr_2O_3 (g/kg TS)
126		150	587	11,0
127	Aliquot	217	541	7,3
130	Tag 1-5	235	521	6,9
132		190	575	6,0

TABELLENANHANG

Anhang 3.3 Verdaulichkeit der Rohnährstoffe sowie Wiederfindung von Chromoxid (%) über den gesamten Gastrointestinaltrakt bei PL-Tieren ohne Enzymzulage (PL-0) bei zweimal täglicher Fütterung (VD) von 300 g uS/Mahlzeit

Tier-Nr.		TS (%)	Rp (%)	Rfe (%)	Cr_2O_3-Wdf. (%)
126	Aliquot Tag 1-5	76,8	76,7	58,3	103
127		64,8	48,8	41,7	82,3
130		62,9	41,6	40,8	33,0
132		57,0	45,5	24,4	56,6

Anhang 3.4 Abgesetzte Kotmasse (g uS/d, g TS/d) sowie TS-Gehalt (%) bei PL-' Tieren mit Zulage des pMEP-I, Dosierung 1 bei 2, 3 oder 4 Mahlzeiten (VD)/Tag

TierNr.	Tag	Kotmassen (g uS/d)			TS (%)			Kotmassen (g TS/d)		
		2*	3*	4*	2*	3*	4*	2*	3*	4*
126	1	87	108	188	97,9	98,1	97,6	62	66	119
	2	152	124	104	98,2	98,3	97,1	104	79	72
	3	87	123	94	98,5	98,3	97,5	68	79	58
	4	92	158	192	98,0	98,1	97,4	57	98	112
	5	0	116	0	0	97,4	0	0	73	0
127	1	119	105	289	96,6	97,8	98,5	62	53	146
	2	302	344	284	95,4	97,9	98,0	161	183	139
	3	113	264	327	97,6	97,9	98,9	59	127	150
	4	223	306	296	97,3	97,7	97,1	103	143	133
	5	155	249	376	96,8	97,9	97,1	79	106	182
130	1	213	151	0	97,9	97,6	0	93	73	0
	2	0	0	203	0	0	97,9	0	0	83
	3	228	131	0	98,0	97,7	0,0	96	78	0
	4	132	548	198	98,1	97,2	97,7	58	212	101
	5	0	0	225	0	0	98,0	0	0	88
132	1	177	104	221	96,4	98,5	98,1	94	57	137
	2	606	603	309	96,1	97,9	98,0	301	285	167
	3	231	105	175	96,6	98,4	97,8	87	56	88
	4	205	408	405	97,3	97,4	97,9	88	195	155
	5	268	114	290	97,8	98,4	96,2	132	43	121

* Zahl der täglichen Mahlzeiten (tägliche Futtermenge 600 g uS)

Anhang 3.5 Abgesetzte Kotmasse (g uS/d, g TS/d) sowie TS-Gehalt (%) bei PL-Tieren mit Zulage des pMEP-I, Dosierung 2 bei 2, 3 oder 4 Mahlzeiten (VD)/Tag

TierNr.	Tag	Kotmassen (g uS/d)			TS (%)			Kotmassen (g TS/d)		
		2*	3*	4*	2*	3*	4*	2*	3*	4*
126	1	351	118	0	97,6	98,3	0	148	61	0
	2	0	92	113	0	98,2	97,7	0	58	74
	3	185	165	72	97,2	98,4	97,7	82	85	59
	4	0	0	195	0	0	97,9	0	0	136
	5	0	0	26	0	0	97,5	0	0	15
127	1	60	289	101	96,9	97,3	98,4	26	110	50
	2	194	0	70	97,2	0	98,1	96	0	35
	3	155	158	65	97	97,9	98,7	75	74	40
	4	207	310	131	97,5	97,5	98	92	131	72
	5	160	214	93	98	97,8	97,8	77	102	50
130	1	251	0	130	97,8	0	97,3	107	0	61
	2	169	344	113	97,4	97,4	97,5	75	187	61
	3	0	97	77	0	97,8	97,5	0	72	48
	4	194	161	305	97,4	97,6	97	99	40	139
	5	157	370	131	96,7	97,6	97,5	75	135	49
132	1	179	336	209	98	97,9	97,8	86	177	105
	2	81	276	193	97,9	98,2	97,7	53	151	91
	3	0	513	176	0	98,3	98	0	250	85
	4	88	114	99	98,1	98	97,7	67	64	53
	5	134	228	175	98,2	96,8	97,9	71	134	101

* Zahl der täglichen Mahlzeiten (tägliche Futtermenge 600 g uS)

Anhang 3.6 Nährstoff- und Cr_2O_3-Konzentration im Kot (g/kg TS) bei PL-Tieren mit Zulage des pMEP-I in 2 Dosierungen bei 2, 3 oder 4 Mahlzeiten/Tag

TierNr.		Dosierung	Mahlzeiten /Tag	Rp (g/kg TS)	Rfe (g/kg TS)	Cr_2O_3- (g/kg TS)
126	Aliquot Tag 1-5	1	2	222	470	15,5
127				294	421	10,9
130				219	444	11,0
132				201	562	7,9
126			3	211	469	13,5
127				258	443	10,7
130				237	505	9,9
132				218	516	8,7
126			4	235	470	17,3
127				224	525	8,2
130				221	509	10,8
132				183	555	9,4
126	Aliquot Tag 1-5	3	2	177	344	23,9
127				196	384	17,6
130				179	453	16,4
132				169	397	18,9
126			3	153	391	23,9
127				134	459	14,1
130				135	475	14,4
132				149	552	8,8
126			4	158	424	23,0
127				271	383	21,2
130				152	495	15,0
132				138	543	14,7

Anhang 3.7 Verdaulichkeit der Rohnährstoffe sowie Wiederfindung von Chromoxid (%) über den gesamten Gastrointestinaltrakt bei PL-Tieren mit Zulage des pMEP-I in 2 Dosierungen bei 2, 3 oder 4 Mahlzeiten/Tag

Tier-Nr.		Dosierung	Mahlzeiten /Tag	TS (%)	Rp (%)	Rfe (%)	Cr_2O_3- Wdf. (%)
126	Aliquot Tag 1-5	1	2	83,4	75,4	76,2	70,3
127				76,6	54,0	69,9	78,7
130				76,7	65,9	68,4	42,7
132				67,6	56,4	44,3	86,9
126			3	81,0	73,1	72,7	83,4
127				76,1	58,7	67,6	102
130				74,3	59,3	60,3	56,2
132				70,6	57,2	53,6	87,1
126			4	85,2	76,8	78,7	97,6
127				68,7	53,1	49,8	96,4
130				76,4	65,1	63,3	45,7
132				72,8	66,7	53,9	97,8
126	Aliquot Tag 1-5	3	2	89,3	87,3	88,7	85,7
127				85,5	80,9	82,9	101
130				84,4	81,4	78,5	91,7
132				86,5	84,7	83,6	82,0
126			3	89,3	89,0	87,2	76,7
127				81,8	83,6	74,4	92,1
130				82,2	84,0	74,2	97,9
132				70,8	70,8	50,8	107
126			4	88,9	88,2	85,6	102
127				87,9	78,1	85,9	82,2
130				82,9	82,6	74,1	83,6
132				82,6	83,9	71,1	100

TABELLENANHANG

4. Verdaulichkeitsstudien an PL-Tieren ohne und mit Zulage des mMEP 1 und des mMEP 2

Anhang 4.1 Anflutung von Chymusmasse (g uS/12h, g TS/ 12 h) sowie TS-Gehalt (%) am terminalen Ileum der PL-Tiere ohne Enzymzulage (PL-0)
s. Anhang 2.1

Anhang 4.2 Nährstoff- und Cr_2O_3-Konzentration im Ileumchymus (g/kg TS) bei PL-Tieren ohne Enzymzulage (PL-0)
s. Anhang 2.2

Anhang 4.3 Praecaecale Verdaulichkeit der Rohnährstoffe und Stärke sowie Chromoxid-Wiederfindung (%) bei PL-Tieren ohne Enzymzulage (PL-0)
s. Anhang 2.3

Anhang 4.4 Anflutung von Chymusmasse (g uS/12 h, g TS/12 h) sowie TS-Gehalt (%) am terminalen Ileum der PL-Tiere mit Zulage des mMEP 1, Dosierung 1

TierNr.	Tag	Chymusmasse (g uS/12 h)	TS-Gehalt (%)	Chymusmasse (g TS/12 h)
83	1	565	97,6	129
	2	427	97,8	89,8
	3	335	97,4	65,2
88	1	503	97,0	136
	2	619	98,1	158
	3	827	98,2	183
92	1	486	98,7	71,2
	2	324	97,6	60,1
	3	342	97,8	73,7
94	1	417	99,3	81,5
	2	483	97,6	106
	3	383	96,8	59,3
96	1	543	98,8	98,8
	2	540	97,5	109
	3	599	97,5	113
124	1	662	98,9	162
	2	460	98,7	87,7
	3	388	98,9	80,9

Anhang 4.5 Anflutung von Chymusmasse (g uS/12 h, g TS/12 h) sowie TS-Gehalt (%) am terminalen Ileum der PL-Tiere mit Zulage des mMEP 1, Dosierung 2

TierNr.	Tag	Chymusmasse (g uS/12 h)	TS-Gehalt (%)	Chymusmasse (g TS/12 h)
83	1	429	99,5	109
	2	392	97,1	72,3
	3	502	97,9	111
88	1	371	99,6	92,6
	2	738	98,4	186
	3	244	96,8	44,5
92	1	250	98,0	44,1
	2	217	98,4	43,9
	3	336	98,7	59,4
94	1	284	97,7	44,6
	2	291	97,4	41
	3	445	98,2	73,6
96	1	442	98,8	75,7
	2	431	98,1	70
	3	506	98,4	77
124	1	484	98,2	111
	2	285	98,7	56,7
	3	305	99,1	75,6

Anhang 4.6 Anflutung von Chymusmasse (g uS/12 h, g TS/12 h) sowie TS-Gehalt (%) am terminalen Ileum der PL-Tiere mit Zulage des mMEP 1, Dosierung 3

TierNr.	Tag	Chymusmasse (g uS/12 h)	TS-Gehalt (%)	Chymusmasse (g TS/12 h)
83	1	850	97,0	109
	2	275	98,1	46
	3	343	98,3	53,2
88	1	507	99,0	132
	2	239	97,7	31,3
	3	226	98,1	40,3
92	1	322	97,9	50,0
	2	306	98,0	45,6
	3	247	98,3	36,2
94	1	441	97,1	59,3
	2	448	97,9	64
	3	369	98,1	50,3
96	1	384	97,5	57,7
	2	378	98,1	49
	3	359	98,3	52
124	1	361	98,2	50
	2	527	95,9	64,3
	3	332	96,9	43,8

Anhang 4.7 Anflutung von Chymusmasse (g uS/12 h, g TS/12 h) sowie TS-Gehalt (%) am terminalen Ileum der PL-Tiere mit Zulage des mMEP 2, Dosierung 1

TierNr.	Tag	Chymusmasse (g uS/12 h)	TS-Gehalt (%)	Chymusmasse (g TS/12 h)
83	1	250	97,0	36,9
	2	196	98,2	42,0
	3	319	97,8	57,3
88	1	373	98,2	81,9
	2	596	98,0	84,2
	3	65,6	97,2	13,3
92	1	452	97,6	72,0
	2	405	98,5	81,5
	3	352	99,0	82,7
94	1	549	97,5	90,5
	2	280	97,9	44,1
	3	251	98,5	46,7
96	1	804	97,7	127
	2	487	98,8	102
	3	648	98,7	128
124	1	162	98,5	132
	2	735	98,2	186
	3	526	97,7	90,6

Anhang 4.8 Anflutung von Chymusmasse (g uS/12 h, g TS/12 h) sowie TS-Gehalt (%) am terminalen Ileum der PL-Tiere mit Zulage des mMEP 2, Dosierung 2

TierNr.	Tag	Chymusmasse (g uS/12 h)	TS-Gehalt (%)	Chymusmasse (g TS/12 h)
83	1	236	97,7	48,2
	2	439	98,5	87,2
	3	268	97,9	33,3
88	1	364	98,0	71,5
	2	251	97,8	37,7
	3	111	97,8	18,9
92	1	472	97,8	81,0
	2	499	98,0	79,4
	3	346	97,9	58,4
94	1	273	97,7	40,9
	2	384	97,7	62,6
	3	438	97,8	73,1
96	1	391	97,9	64,1
	2	537	97,6	90,1
	3	392	97,6	67,6
124	1	362	96,9	52,7
	2	370	96,7	58,4
	3	353	94,0	60,9

Anhang 4.9 Anflutung von Chymusmasse (g uS/12 h, g TS/12 h) sowie TS-Gehalt (%) am terminalen Ileum der PL-Tiere mit Zulage des mMEP 2, Dosierung 3

TierNr.	Tag	Chymusmasse (g uS/12 h)	TS-Gehalt (%)	Chymusmasse (g TS/12 h)
83	1	445	97,9	82,6
	2	339	97,7	60,2
	3	426	97,6	82,3
88	1	200	97,8	37,5
	2	428	97,6	72,8
	3	335	97,8	60,0
92	1	300	97,0	48,6
	2	361	97,5	50,6
	3	237	96,9	36,1
94	1	548	97,5	76,8
	2	409	97,0	60,0
	3	329	93,1	49,5
96	1	336	97,1	49,1
	2	428	97,4	64,9
	3	322	94,3	42,9
124	1	285	96,4	35,2
	2	286	97,9	42,2
	3	316	97,7	41,6

Anhang 4.10 Nährstoff- und Cr_2O_3-Konzentration im Ileumchymus (g/kg TS) bei PL-Tieren mit Zulage des mMEP 1, Dosierung 1

TierNr.	Tag	Rp (g/kg TS)	Rfe (g/kg TS)	Stärke (g/kg TS)	Cr_2O_3 (g/kg TS)
83	1	156	273	298	6,77
	2	157	368	233	5,74
	3	222	366	133	5,13
88	1	165	373	235	5,61
	2	159	355	232	5,68
	3	141	276	324	4,88
92	1	213	459	17,6	6,35
	2	254	469	11,2	5,37
	3	182	439	68,4	7,48
94	1	165	376	133	7,14
	2	198	277	25,6	6,13
	3	259	313	112	5,99
96	1	167	371	180	6,33
	2	238	386	42,4	6,97
	3	264	385	37,4	7,34
124	1	125	432	174	4,98
	2	114	352	259	4,49
	3	103	408	267	4,48

Anhang 4.11 Nährstoff- und Cr_2O_3-Konzentration im Ileumchymus (g/kg TS) bei PL-Tieren mit Zulage des mMEP 1, Dosierung 2

TierNr.	Tag	Rp (g/kg TS)	Rfe (g/kg TS)	Stärke (g/kg TS)	Cr_2O_3 (g/kg TS)
83	1	122	345	206	7,67
	2	163	495	58,2	4,39
	3	135	378	176	6,27
88	1	140	407	192	6,95
	2	114	274	337	5,98
	3	197	351	137	5,59
92	1	182	441	18,9	9,96
	2	142	463	28,3	9,09
	3	220	389	23,1	10,4
94	1	200	475	24,5	4,31
	2	206	375	55,9	10,9
	3	182	410	32,7	10,2
96	1	216	395	29,1	9,77
	2	216	363	35,5	9,59
	3	175	412	56,9	9,97
124	1	175	176	148	7,16
	2	108	258	315	4,98
	3	91,0	284	397	6,67

Anhang 4.12 Nährstoff- und Cr_2O_3-Konzentration im Ileumchymus (g/kg TS) bei PL-Tieren mit Zulage des mMEP 1, Dosierung 3

TierNr.	Tag	Rp (g/kg TS)	Rfe (g/kg TS)	Stärke (g/kg TS)	Cr_2O_3 (g/kg TS)
83	1	12,2	298	104	9,02
	2	160	312	46,0	10,7
	3	157	305	83,5	9,56
88	1	74	154	441	6,98
	2	204	322	157	4,73
	3	205	259	88,1	11,5
92	1	165	264	60,0	13,5
	2	162	396	22,1	13,0
	3	155	321	52,0	13,5
94	1	186	258	53,8	11,8
	2	177	251	85,5	11,0
	3	200	245	78,2	11,4
96	1	169	242	122	12,0
	2	176	290	62,1	12,2
	3	179	242	79,7	14,4
124	1	166	192	151	10,7
	2	138	221	409	9,01
	3	216	248	76,3	12,9

Anhang 4.13 Nährstoff- und Cr_2O_3-Konzentration im Ileumchymus (g/kg TS) bei PL-Tieren mit Zulage des mMEP 2, Dosierung 1

TierNr.	Tag	Rp (g/kg TS)	Rfe (g/kg TS)	Stärke (g/kg TS)	Cr_2O_3 (g/kg TS)
83	1	336	344	0,0	5,82
	2	176	375	209	6,35
	3	223	333	155	8,31
88	1	193	347	186	5,74
	2	230	372	17,6	6,36
	3	271	485	43,6	1,74
92	1	236	346	69,1	7,42
	2	203	522	12,6	6,11
	3	161	572	2,2	6,45
94	1	239	318	135	7,08
	2	187	351	166	4,99
	3	202	348	145	4,82
96	1	218	362	126	6,03
	2	220	386	100	6,72
	3	205	366	151	5,96
124	1	236	371	135	5,07
	2	186	296	247	5,53
	3	273	310	119	6,72

Anhang 4.14 Nährstoff- und Cr_2O_3-Konzentration im Ileumchymus (g/kg TS) bei PL-Tieren mit Zulage des mMEP 2, Dosierung 2

TierNr.	Tag	Rp (g/kg TS)	Rfe (g/kg TS)	Stärke (g/kg TS)	Cr_2O_3 (g/kg TS)
83	1	176	381	125	10,1
	2	157	375	146	6,45
	3	197	422	87,7	5,90
88	1	162	265	265	6,13
	2	239	361	47,8	6,22
	3	251	374	36,2	5,08
92	1	136	483	47,2	9,17
	2	211	321	31,0	11,2
	3	203	404	13,9	10,3
94	1	224	338	64,6	7,95
	2	230	308	62,9	12,2
	3	245	292	68,9	10,2
96	1	236	317	65,0	9,28
	2	213	273	126	8,91
	3	246	201	133	11,2
124	1	199	393	76,3	7,77
	2	173	569	56,3	3,85
	3	169	512	58,4	5,43

Anhang 4.15 Nährstoff- und Cr_2O_3-Konzentration im Ileumchymus (g/kg TS) bei PL-Tieren mit Zulage des mMEP 2, Dosierung 3

TierNr.	Tag	Rp (g/kg TS)	Rfe (g/kg TS)	Stärke (g/kg TS)	Cr_2O_3 (g/kg TS)
83	1	164	246	173	10,7
	2	173	263	137	10,5
	3	179	274	124	11,0
88	1	236	462	28,1	5,06
	2	233	344	82,4	10,8
	3	219	310	109	10,0
92	1	216	236	14,0	13,8
	2	183	333	53,5	10,5
	3	211	301	14,6	12,0
94	1	192	234	25,1	12,5
	2	218	227	49,4	12,4
	3	202	309	24,5	11,9
96	1	215	202	69,4	24,7
	2	191	289	80,4	11,8
	3	287	238	16,1	12,1
124	1	161	235	111	12,3
	2	188	216	71,1	13,7
	3	185	213	40,6	14,4

Anhang 4.16 Praecaecale Verdaulichkeit der Rohnährstoffe und Stärke sowie Chromoxid-Wiederfindung (%) bei PL-Tieren mit Zulage des mMEP 1, Dosierung 1

Tier-Nr.	Tag	TS (%)	Rp (%)	Rfe (%)	Stärke (%)	Cr_2O_3-Wdf. (%)
83	1	62,2	60,6	68,5	71,1	140
	2	55,4	53,0	49,8	73,3	82,4
	3	50,2	26,0	44,3	82,9	53,5
88	1	54,4	49,6	47,9	72,5	122
	2	54,9	52,0	51,1	73,1	144
	3	47,5	50,7	55,7	56,4	143
92	1	59,7	42,7	43,5	98,2	72,4
	2	52,3	19,0	31,6	98,6	51,7
	3	65,8	58,4	54,1	94,0	88,3
94	1	64,2	60,4	58,8	87,8	93,1
	2	58,2	44,7	64,7	97,3	104
	3	57,3	25,9	59,1	87,8	56,9
96	1	59,6	54,8	54,0	81,3	100
	2	63,3	41,6	56,7	96,0	121
	3	65,2	38,5	59,0	96,7	133
124	1	48,7	56,9	32,2	77,1	129
	2	43,0	56,3	38,7	62,1	63,0
	3	42,9	60,6	28,6	60,9	58,0

Anhang 4.17 Praecaecale Verdaulichkeit der Rohnährstoffe und Stärke sowie Chromoxid-Wiederfindung (%) bei PL-Tieren mit Zulage des mMEP 1, Dosierung 2

Tier-Nr.	Tag	TS (%)	Rp (%)	Rfe (%)	Stärke (%)	Cr_2O_3-Wdf. (%)
83	1	66,6	72,8	64,8	82,4	133
	2	41,7	36,5	11,6	91,3	50,7
	3	59,2	63,2	52,8	81,6	111
88	1	63,2	65,6	54,2	81,9	103
	2	57,2	67,4	64,1	62,9	178
	3	54,2	39,5	50,8	83,9	39,8
92	1	74,3	68,8	65,4	98,8	70,3
	2	71,8	73,2	60,1	98,0	63,9
	3	75,5	63,9	70,8	98,5	99,1
94	1	40,6	20,7	13,7	96,3	30,8
	2	76,5	67,5	73,1	96,6	71,3
	3	74,9	69,4	68,5	97,9	120
96	1	73,8	62,2	68,4	98,0	118
	2	73,3	61,4	70,4	97,6	108
	3	74,3	70,0	67,7	96,3	122
124	1	64,3	58,1	80,7	86,5	127
	2	48,7	62,8	59,4	58,5	45,2
	3	61,6	76,6	66,7	61,0	80,6

Anhang 4.18 Praecaecale Verdaulichkeit der Rohnährstoffe und Stärke sowie Chromoxid-Wiederfindung (%) bei PL-Tieren mit Zulage des mMEP 1, Dosierung 3

Tier-Nr.	Tag	TS (%)	Rp (%)	Rfe (%)	Stärke (%)	Cr_2O_3-Wdf. (%)
83	1	71,6	97,7	74,2	92,4	157
	2	76,1	74,4	77,2	97,2	78,8
	3	73,2	71,9	75,0	94,3	81,4
88	1	63,3	81,9	82,8	58,5	147
	2	45,9	26,2	46,6	78,3	23,7
	3	77,8	69,5	82,4	95,0	74,2
92	1	81,0	79,0	84,7	97,1	108
	2	80,3	78,6	76,1	98,9	94,6
	3	81,1	80,4	81,4	97,5	78,4
94	1	78,4	73,1	82,9	97,0	112
	2	76,8	72,6	82,2	94,9	114
	3	77,6	70,0	83,2	95,5	91,9
96	1	78,7	75,9	84,2	93,3	111
	2	79,1	75,3	81,5	96,7	95,3
	3	82,3	78,8	86,9	96,4	120
124	1	76,1	73,4	85,9	90,7	85,3
	2	71,6	73,8	80,8	70,2	92,7
	3	80,2	71,4	85,0	96,1	90,4

Anhang 4.19 Praecaecale Verdaulichkeit der Rohnährstoffe und Stärke sowie Chromoxid-Wiederfindung (%) bei PL-Tieren mit Zulage des mMEP 2, Dosierung 1

Tier-Nr.	Tag	TS (%)	Rp (%)	Rfe (%)	Stärke (%)	Cr_2O_3-Wdf. (%)
83	1	56,1	1,2	53,7	0,0	34,4
	2	59,7	52,5	53,8	78,4	42,7
	3	69,2	54,1	68,6	87,7	76,2
88	1	55,4	42,3	52,7	78,7	75,2
	2	59,7	38,2	54,2	98,2	85,7
	3	-47,2	-166	-118	83,5	3,7
92	1	65,5	45,6	63,5	93,9	85,5
	2	58,1	43,1	33,2	98,6	79,7
	3	60,4	57,4	30,7	99,8	85,4
94	1	63,8	42,2	64,8	87,4	102
	2	48,8	35,9	44,9	78,1	35,3
	3	46,9	28,3	43,5	80,2	36,1
96	1	57,6	38,1	53,0	86,3	123
	2	61,9	44,0	55,1	90,2	110
	3	57,0	41,2	52,0	83,4	122
124	1	49,5	20,1	42,8	82,5	107
	2	53,7	42,3	58,1	70,6	164
	3	61,9	30,4	63,9	88,4	97,5

Anhang 4.20 Praecaecale Verdaulichkeit der Rohnährstoffe und Stärke sowie Chromoxid-Wiederfindung (%) bei PL-Tieren mit Zulage des mMEP 2, Dosierung 2

Tier-Nr.	Tag	TS (%)	Rp (%)	Rfe (%)	Stärke (%)	Cr_2O_3-Wdf. (%)
83	1	74,6	70,0	70,4	91,9	77,6
	2	60,3	58,2	54,5	85,1	89,9
	3	56,7	42,8	44,1	90,2	31,5
88	1	58,3	54,7	66,1	71,6	70,2
	2	58,8	34,1	54,6	95,0	37,5
	3	49,6	15,6	42,4	95,3	15,4
92	1	72,1	74,6	58,8	96,6	119
	2	77,2	67,8	77,6	98,2	143
	3	75,2	66,3	69,3	99,1	96,3
94	1	67,8	51,7	66,8	94,7	52,0
	2	79,0	67,6	80,2	96,6	122
	3	74,8	58,6	77,5	95,5	119
96	1	72,4	56,5	73,3	95,4	95,2
	2	71,3	59,1	76,1	90,7	129
	3	77,1	62,3	85,9	92,2	121
124	1	67,1	56,1	60,4	93,6	65,5
	2	33,5	23,1	-15,7	90,4	36,0
	3	52,8	46,6	26,2	92,9	52,9

TABELLENANHANG

Anhang 4.21 Praecaecale Verdaulichkeit der Rohnährstoffe und Stärke sowie Chromoxid-Wiederfindung (%) bei PL-Tieren mit Zulage des mMEP 2, Dosierung 3

Tier-Nr.	Tag	TS (%)	Rp (%)	Rfe (%)	Stärke (%)	Cr_2O_3-Wdf. (%)
83	1	76,1	73,7	82,0	89,4	142
	2	75,7	71,9	80,5	91,5	102
	3	76,7	72,0	80,5	92,6	144
88	1	49,4	20,1	28,5	96,4	30,4
	2	76,2	63,0	75,0	95,0	125
	3	74,4	62,5	75,7	92,8	95,8
92	1	81,5	73,2	86,6	99,3	107
	2	75,5	70,1	75,1	96,6	84,6
	3	78,6	69,9	80,3	99,2	69,1
94	1	79,6	73,8	85,4	98,7	154
	2	79,3	69,9	85,7	97,4	119
	3	78,5	71,0	79,7	98,7	94,5
96	1	89,6	85,1	93,6	98,2	194
	2	78,3	72,3	80,9	95,5	123
	3	78,8	59,3	84,6	99,1	82,9
124	1	79,3	77,7	85,1	94,1	69,4
	2	81,3	76,5	87,7	96,6	92,4
	3	82,3	78,0	88,5	98,2	96,1

Anhang 4.22 Abgesetzte Kotmasse (g uS/d, g TS/d) sowie TS-Gehalt (%) bei PL-Tieren ohne Enzymzulage (PL-0)
s. Anhang 2.12

Anhang 4.23 Nährstoff- und Cr_2O_3-Konzentration im Kot (g/kg TS) bei PL-Tieren ohne Enzymzulage (PL-0)
s. Anhang 2.13

Anhang 2.24 Verdaulichkeit der Rohnährstoffe sowie Chromoxid-Wiederfindung (%) über den gesamten Gastrointestinaltrakt bei PL-Tieren ohne Enzymzulage (PL-0)
s. Anhang 2.14

Anhang 4.25 Abgesetzte Kotmasse (g uS/d, g TS/d) sowie TS-Gehalt (%) bei PL-Tieren mit Zulage des mMEP 1, Dosierung 1

TierNr.	Tag	Kotmasse (g uS/d)	TS-Gehalt (%)	Kotmasse (g TS/d)
83	1	227	98,1	117
	2	120	98,3	70
	3	172	95,4	85
	4	206	96,5	107
	5	570	97,6	232
88	1	263	98,6	127
	2	184	98,5	103
	3	291	98,5	149
	4	217	98,5	115
	5	226	98,4	127
92	1	152	97,6	84
	2	194	96,4	103
	3	130	98,1	68
	4	360	98,2	193
	5	126	95,6	59
94	1	79	97,4	59
	2	85	96,3	62
	3	192	96,3	134
	4	107	97,2	69
	5	177	95,2	109
96	1	333	98,2	133
	2	271	97,0	143
	3	398	95,8	204
	4	390	95,8	159
	5	126	96,5	61
124	1	207	98,6	112
	2	138	99,0	77
	3	90	97,8	43
	4	181	98,4	87
	5	101	98,8	53

Anhang 4.26 Abgesetzte Kotmasse (g uS/d, g TS/d) sowie TS-Gehalt (%) bei PL-Tieren mit Zulage des mMEP 1, Dosierung 2

TierNr.	Tag	Kotmasse (g uS/d)	TS-Gehalt (%)	Kotmasse (g TS/d)
83	1	132	97,7	91
	2	225	97,3	136
	3	122	96,8	60
	4	117	98,6	82
	5	158	98,6	97
88	1	89	98,3	59
	2	46	96,7	34
	3	98	96,8	69
	4	140	96,9	93
	5	0	0,0	0
92	1	228	98,7	95
	2	0	0,0	0
	3	373	98,4	174
	4	273	98,1	99
	5	0	0,0	0
94	1	102	98,2	56
	2	166	98,5	105
	3	0	0,0	0
	4	133	97,4	89
	5	136	97,7	90
96	1	132	98,2	65
	2	0	0,0	0
	3	245	98,0	121
	4	220	97,9	113
	5	211	99,0	99
124	1	55	97,5	31
	2	0	0,0	0
	3	0	0,0	0
	4	74	96,7	58
	5	0	0,0	0

Anhang 4.27 Abgesetzte Kotmasse (g uS/d, g TS/d) sowie TS-Gehalt (%) bei PL-Tieren mit Zulage des mMEP 1, Dosierung 3

TierNr.	Tag	Kotmasse (g uS/d)	TS-Gehalt (%)	Kotmasse (g TS/d)
83	1	123	98,1	70
	2	152	98,0	69
	3	125	98,6	65
	4	0	0,0	0
	5	0	0,0	0
88	1	0	0,0	0
	2	92	99,2	70
	3	51	98,6	39
	4	131	98,6	85
	5	119	98,8	75
92	1	0	0,0	0
	2	87	97,7	60
	3	126	97,8	87
	4	156	97,8	115
	5	40	97,7	26
94	1	42	98,0	19
	2	101	97,9	72
	3	43	98,0	31
	4	82	97,7	58
	5	40	98,0	29
96	1	85	97,7	35
	2	78	97,9	48
	3	96	98,0	54
	4	54	97,9	44
	5	86	98,2	52
124	1	0	0,0	0
	2	0	0,0	0
	3	0	0,0	0
	4	49	97,6	45
	5	60	98,2	41

Anhang 4.28 Abgesetzte Kotmasse (g uS/d, g TS/d) sowie TS-Gehalt (%) bei PL-Tieren mit Zulage des mMEP 2, Dosierung 1

TierNr.	Tag	Kotmasse (g uS/d)	TS-Gehalt (%)	Kotmasse (g TS/d)
83	1	108	97,0	65
	2	0	0,0	0
	3	170	97,6	112
	4	0	0,0	0
	5	86	97,7	67
88	1	167	96,3	124
	2	0	0,0	0
	3	0	0,0	0
	4	102	97,8	74
	5	116	98,1	76
92	1	0	0,0	0
	2	207	98,5	145
	3	416	98,2	263
	4	262	98,3	145
	5	170	98,4	110
94	1	84	98,0	53
	2	179	98,5	131
	3	151	98,1	102
	4	167	98,2	100
	5	139	98,1	95
96	1	344	97,9	162
	2	66	98,1	38
	3	134	98,2	75
	4	250	97,7	145
	5	177	97,9	86
124	1	46	98,0	37
	2	178	98,7	117
	3	81	98,0	56
	4	30	98,0	24
	5	46	98,0	31

Anhang 4.29 Abgesetzte Kotmasse (g uS/d, g TS/d) sowie TS-Gehalt (%) bei PL-Tieren mit Zulage des mMEP 2, Dosierung 2

TierNr.	Tag	Kotmasse (g uS/d)	TS-Gehalt (%)	Kotmasse (g TS/d)
83	1	265	98,4	128
	2	0	0,0	0
	3	185	97,6	104
	4	206	97,2	111
	5	156	97,7	75
88	1	30	98,2	24
	2	156	96,2	109
	3	70	97,8	50
	4	25	97,7	21
	5	27	98,2	23
92	1	0	0,0	0
	2	239	97,6	144
	3	387	98,0	190
	4	259	98,2	118
	5	40	97,8	29
94	1	131	97,3	93
	2	77	96,8	55
	3	182	97,9	108
	4	73	97,3	52
	5	204	97,1	131
96	1	176	96,7	83
	2	141	97,9	65
	3	140	97,7	62
	4	267	97,7	130
	5	102	97,6	51
124	1	0	0,0	0
	2	136	97,5	79
	3	134	97,7	67
	4	260	98,2	123
	5	4	97,6	4

Anhang 4.30 Abgesetzte Kotmasse (g uS/d, g TS/d) sowie TS-Gehalt (%) bei PL-Tieren mit Zulage des mMEP 2, Dosierung 3

TierNr.	Tag	Kotmasse (g uS/d)	TS-Gehalt (%)	Kotmasse (g TS/d)
83	1	141	96,3	101
	2	0	0,0	0
	3	0	0,0	0
	4	182	97,3	112
	5	83	97,3	47
88	1	86	96,6	55
	2	0	0,0	0
	3	41	97,5	30
	4	0	0,0	0
	5	87	97,6	56
92	1	96	97,5	74
	2	120	97,8	88
	3	94	97,6	75
	4	118	97,8	94
	5	82	97,7	52
94	1	115	97,8	74
	2	0	0,0	0
	3	56	97,8	52
	4	44	97,8	40
	5	104	98,0	77
96	1	0	0,0	0
	2	223	98,3	148
	3	37	97,9	31
	4	46	98,1	36
	5	77	98,1	44
124	1	0	0,0	0
	2	0	0,0	0
	3	0	0,0	0
	4	0	0,0	0
	5	146	97,7	135

Anhang 4.31 Nährstoff- und Cr_2O_3-Konzentration im Kot (g/kg TS) bei PL-Tieren mit Zulage des mMEP 1 in 3 Dosierungen

TierNr.		Dosierung	Rp (g kg/TS)	Rfe (g kg/TS)	Cr_2O_3 (g kg/TS)
83		1	124	619	9,2
88			185	491	12,5
92	Aliquot		112	599	11,4
94	Tag 1-5		132	567	10,6
96			138	564	10,1
124			133	583	10,5
83		2	149	550	10,5
88			137	571	12,9
92	Aliquot		119	551	14,5
94	Tag 1-5		125	612	17,8
96			126	555	14,7
124			173	429	16,9
83		3	108	415	20,7
88			139	430	18,1
92	Aliquot		146	450	22,2
94	Tag 1-5		151	449	27,8
96			184	441	26,1
124			149	394	22,0

Anhang 4.32 Nährstoff- und Cr_2O_3-Konzentration im Kot (g/kg TS) bei PL-Tieren mit Zulage des mMEP 2 in 3 Dosierungen

TierNr.		Dosierung	Rp (g kg/TS)	Rfe (g kg/TS)	Cr_2O_3 (g kg/TS)
83	Aliquot	1	146	555	9,2
88	Tag 1-5		179	520	11,6
92			144	605	10,6
94			134	547	11,8
96			174	564	10,1
124			221	567	8,3
83	Aliquot	2	124	586	12,1
88	Tag 1-5		182	547	13,0
92			119	584	12,1
94			142	597	15,2
96			154	542	14,4
124			126	686	7,9
83	Aliquot	3	149	516	19,5
88	Tag 1-5		241	454	20,0
92			171	501	20,9
94			159	480	27,3
96			189	435	24,3
124			170	420	26,6

Anhang 4.33 Verdaulichkeit der Rohnährstoffe sowie Chromoxid-Wiederfindung (%) über den gesamten Gastrointestinaltrakt bei PL-Tieren mit Zulage des mMEP 1 in 3 Dosierungen

Tier-Nr.		Dosierung	TS (%)	Rp (%)	Rfe (%)	Cr_2O_3-Wdf. (%)
83	Aliquot Tag 1-5	1	72,0	76,8	47,1	87,9
88			72,8	71,4	50,7	91,7
92			74,7	76,6	56,4	111
94			80,2	81,8	65,3	87,3
96			75,6	75,6	58,9	82,7
124			75,7	78,4	56,7	61,9
83	Aliquot Tag 1-5	2	77,5	83,2	58,8	83,5
88			75,8	78,6	58,1	42,4
92			82,4	86,0	70,3	84,2
94			85,6	88,0	73,1	94,7
96			82,6	85,4	70,5	92,3
124			84,8	82,5	80,1	23,6
83	Aliquot Tag 1-5	3	87,6	91,1	84,3	66,3
88			85,9	86,8	81,4	76,6
92			88,5	88,7	84,1	100
94			90,8	90,7	87,3	91,0
96			90,2	88,0	86,8	95,4
124			88,3	88,3	85,9	29,7

Anhang 4.12 Verdaulichkeit der Rohnährstoffe sowie Chromoxid-Wiederfindung (%) über den gesamten Gastrointestinaltrakt bei PL-Tieren mit Zulage des mMEP 2 in 3 Dosierungen

Tier-Nr.		Dosierung	TS (%)	Rp (%)	Rfe (%)	Cr_2O_3-Wdf. (%)
83	Aliquot Tag 1-5	1	72,1	72,8	52,6	39,3
88			77,9	73,6	64,9	48,3
92			75,9	76,8	55,5	110
94			78,3	80,5	63,7	88,5
96			74,6	70,3	56,1	79,4
124			69,1	54,3	46,4	31,6
83	Aliquot Tag 1-5	2	78,9	82,4	62,2	78,9
88			80,4	76,1	67,1	45,8
92			78,9	83,2	62,3	91,6
94			83,1	84,0	69,2	104
96			82,2	81,7	70,5	88,2
124			67,6	72,7	31,9	51,6
83	Aliquot Tag 1-5	3	86,9	86,9	79,3	79,5
88			87,2	79,4	82,2	44,0
92			87,8	86,0	81,3	126
94			90,6	90,1	86,3	104
96			89,5	86,7	86,0	99,5
124			90,4	89,1	87,7	56,2

5. Verdaulichkeitsstudien an PL-Tieren ohne bzw. mit Zulage einer Lipase (ohne und mit Zusatz)

Die Tiere erhielten zweimal täglich eine Futtermenge (VD) von 300 g uS/Mahlzeit

Anhang 5.1 Abgesetzte Kotmasse (g uS/d, g TS/d) sowie TS-Gehalt (%) bei PL-Tieren ohne Enzymzulage (PL-0)

TierNr.	Tag	Kotmasse (g uS/d)	TS-Gehalt (%)	Kotmasse (g TS/d)
133	1	135	98,7	73
	2	222	98,5	117
	3	197	99,2	103
	4	230	98,5	110
	5	61	98,6	27
134	1	157	98,4	77
	2	275	98,4	134
	3	159	98,7	85
	4	70	97,6	38
	5	132	98,5	76
136	1	422	98,5	194
	2	369	98,4	187
	3	521	98,4	230
	4	372	98,2	171
	5	274	98,7	133
137	1	163	98,7	91
	2	363	98,7	185
	3	84	99,0	44
	4	71	98,7	39
	5	324	98,4	179
140	1	474	96,1	236
	2	319	98,3	179
	3	221	98,2	113
	4	167	97,7	108
	5	191	98,2	117

Anhang 5.2 Nährstoff- und Cr_2O_3-Konzentration im Kot (g/kg TS) bei PL-Tieren ohne Enzymzulage (PL-0)

TierNr.		Rp (g/kg TS)	Rfe (g/kg TS)	Cr_2O_3 (g/kg TS)
133		194	586	5,66
134	Aliquot Tag 1-5	205	595	7,02
136		197	581	6,01
137		176	628	6,35
140		189	585	6,66

Anhang 5.3 Verdaulichkeit der Rohnährstoffe sowie Chromoxid-Wiederfindung (%) über den gesamten Gastrointestinaltrakt bei PL-Tieren ohne Enzymzulage (PL-0)

Tier-Nr.		TS (%)	Rp (%)	Rfe (%)	Cr_2O_3Wdf. (%)
133	Aliquot Tag 1-5	54,8	41,4	19,1	38,4
134		63,5	49,9	33,6	45,3
136		57,4	44,0	24,3	85,9
137		59,7	52,6	22,6	53,8
140		61,6	51,4	31,3	77,7

Anhang 5.4 Abgesetzte Kotmasse (g uS/d, g TS/d) sowie TS-Gehalt (%) bei PL-Tieren mit Zulage einer Lipase (mit und ohne Zusatz), Dosierung 1

TierNr.	Tag	Kotmassen (g uS/d)		TS (%)		Kotmassen (g TS/d)	
		Lipase	Lipase+Z	Lipase	Lipase+Z	Lipase	Lipase+Z
133	1	214	103	98,6	97,9	132	53
	2	317	192	98,2	98,5	163	108
	3	482	443	98,4	97,4	200	210
	4	187	229	98,8	97,7	91	105
	5	282	461	98,5	97,2	144	257
134	1	303	121	97,7	97,5	163	63
	2	264	273	98,2	97,8	144	146
	3	246	149	98,1	98,0	125	63
	4	343	169	97,3	98,2	187	74
	5	363	425	97,3	98,4	167	183
136	1	241	358	96,7	97,5	118	153
	2	204	162	97,1	97,2	106	86
	3	297	261	96,5	97,9	149	143
	4	212	305	97,6	97,8	104	140
	5	281	350	96,8	97,7	132	139
137	1	246	375	98,2	98,3	108	198
	2	277	384	98,2	98,3	120	160
	3	261	192	97,7	99,2	131	91
	4	222	268	97,6	98,2	93	125
	5	220	424	97,0	99,1	107	191
140	1	246	440	98,2	97,7	142	211
	2	216	474	98,5	98,1	117	231
	3	217	175	98,7	98,6	111	89
	4	187	238	98,2	97,7	94	129
	5	178	236	98,0	96,6	102	119

Anhang 5.5 Abgesetzte Kotmasse (g uS/d, g TS/d) sowie TS-Gehalt (%) bei PL-Tieren mit Zulage einer Lipase (mit und ohne Zusatz), Dosierung 2

TierNr.	Tag	Kotmassen (g uS/d)		TS (%)		Kotmassen (g TS/d)	
		Lipase	Lipase+Z	Lipase	Lipase+Z	Lipase	Lipase+Z
133	1	142	89	97,5	96,6	69	45
	2	297	70	97,1	96,0	140	36
	3	280	238	97,2	96,8	112	129
	4	289	100	97,4	97,0	116	50
	5	538	227	97,6	96,6	221	125
134	1	198	260	98,4	98,1	108	123
	2	266	227	98,6	98,0	121	93
	3	239	177	98,4	98,1	110	81
	4	246	315	98,4	98,0	107	134
	5	214	190	98,5	97,7	103	87
136	1	112	52	97,7	98,0	62	30
	2	101	204	98,1	98,7	57	98
	3	368	66	98,1	99,0	198	30
	4	278	79	98,0	98,0	140	42
	5	128	158	95,7	97,8	61	73
137	1	90	134	97,4	97,7	40	59
	2	224	130	97,6	97,2	115	61
	3	243	372	96,7	97,9	107	141
	4	376	250	96,1	98,2	118	85
	5	387	217	97,3	97,4	130	96
140	1	133	112	98,2	98,3	91	77
	2	223	127	98,5	98,1	119	65
	3	112	162	97,7	98,8	71	76
	4	88	149	97,2	98,5	58	89
	5	78	128	97,5	98,4	64	60

Anhang 5.6 Abgesetzte Kotmasse (g uS/d, g TS/d) sowie TS-Gehalt (%) bei PL-Tieren mit Zulage einer Lipase (mit und ohne Zusatz), Dosierung 3

TierNr.	Tag	Kotmassen (g uS/d)		TS (%)		Kotmassen (g TS/d)	
		Lipase	Lipase+Z	Lipase	Lipase+Z	Lipase	Lipase+Z
133	1	342	0	98,2	0,0	150	0
	2	75	154	98,2	98,1	28	82
	3	256	149	99,1	98,2	92	81
	4	38	210	99,1	97,5	15	120
	5	210	207	98,2	98,0	95	91
134	1	209	130	97,5	98,0	111	76
	2	146	165	96,7	97,6	82	88
	3	88	126	97,4	97,6	48	72
	4	157	141	98,1	99,0	87	79
	5	85	150	97,1	97,7	49	93
136	1	45	45	98,1	98,2	32	25
	2	275	103	98,6	98,1	127	56
	3	107	206	98,7	97,7	49	103
	4	85	222	98,6	98,2	44	90
	5	134	69	98,9	97,8	70	39
137	1	240	234	97,7	98,4	80	88
	2	135	122	97,9	98,8	60	42
	3	127	174	98,3	99,4	49	57
	4	130	225	98,4	98,6	80	67
	5	170	175	97,9	98,6	80	62
140	1	103	100	97,9	97,7	72	60
	2	69	70	97,6	96,9	48	52
	3	46	59	97,4	97,6	38	49
	4	78	115	97,5	97,8	56	77
	5	126	73	97,6	98,0	81	53

Anhang 5.7 Nährstoff- und Cr_2O_3-Konzentration im Kot (g/kg TS) bei PL-Tieren mit Zulage einer Lipase (ohne Zusatz) in 3 Dosierungen

TierNr.		Dosierung	Rp (g kg/TS)	Rfe (g kg/TS)	Cr_2O_3 (g kg/TS)
133	Aliquot Tag 1-5	1	255	493	8,87
134			257	472	8,26
136			238	521	8,43
137			238	531	9,19
140			245	424	11,5
133	Aliquot Tag 1-5	2	113	283	10,5
134			258	429	11,9
136			307	455	12,5
137			273	400	11,6
140			312	371	14,5
133	Aliquot Tag 1-5	3	382	310	15,3
134			153	282	17,4
136			286	368	19,3
137			303	363	16,6
140			275	401	19,4

Anhang 5.7 Nährstoff- und Cr_2O_3-Konzentration im Kot (g/kg TS) bei PL-Tieren mit Zulage einer Lipase (mit Zusatz) in 3 Dosierungen

TierNr.		Dosierung	Rp (g kg/TS)	Rfe (g kg/TS)	Cr_2O_3 (g kg/TS)
133	Aliquot Tag 1-5	1+Z	254	504	8,48
134			206	517	10,1
136			96	243	9,22
137			223	527	8,30
140			200	549	7,89
133	Aliquot Tag 1-5	2+Z	293	435	11,9
134			286	424	12,4
136			321	384	13,4
137			134	290	11,1
140			297	394	16,6
133	Aliquot Tag 1-5	3+Z	272	391	15,5
134			352	290	16,5
136			268	399	18,7
137			293	374	14,4
140			175	315	18,2

Anhang 5.5 Verdaulichkeit der Rohnährstoffe sowie Chromoxid-Wiederfindung (%) über den gesamten Gastrointestinaltrakt bei PL-Tieren mit Zulage einer Lipase (ohne Zusatz) in 3 Dosierungen

Tier-Nr.		Dosierung	TS (%)	Rp (%)	Rfe (%)	Cr_2O_3Wdf. (%)
133	Aliquot Tag 1-5	1	71,2	50,8	56,5	102
134			69,0	46,7	55,3	102
136			69,6	51,7	51,6	79,8
137			72,2	55,6	54,8	80,4
140			77,7	63,5	71,1	102
133	Aliquot Tag 1-5	2	75,5	53,7	68,0	107
134			78,5	63,0	71,8	103
136			79,6	58,0	71,5	101
137			78,0	59,7	73,0	93,0
140			82,4	63,2	80,0	91,6
133	Aliquot Tag 1-5	3	83,2	57,2	84,1	91,2
134			85,3	72,2	81,8	103
136			86,8	74,7	85,1	97,9
137			84,6	68,7	82,9	91,0
140			86,8	75,7	83,9	89,2

Anhang 5.6 Verdaulichkeit der Rohnährstoffe sowie Chromoxid-Wiederfindung (%) über den gesamten Gastrointestinaltrakt bei PL-Tieren mit Zulage einer Lipase (mit Zusatz) in 3 Dosierungen

Tier-Nr.		Dosierung	TS (%)	Rp (%)	Rfe (%)	Cr_2O_3Wdf. (%)
133	Aliquot Tag 1-5	1+Z	69,8	48,6	53,5	97,3
134			74,6	65,0	59,8	83,3
136			72,3	54,9	56,5	95,5
137			69,2	54,1	50,3	100
140			67,6	56,6	45,5	96,8
133	Aliquot Tag 1-5	2+Z	78,6	57,9	71,5	71,5
134			79,4	60,7	73,3	101
136			80,8	58,8	77,5	57,2
137			77,0	55,4	73,0	77,1
140			84,6	69,4	81,4	95,7
133	Aliquot Tag 1-5	3+Z	83,5	69,9	80,2	91,1
134			84,5	63,5	86,3	106
136			86,3	75,5	83,3	91,6
137			82,2	65,0	79,6	71,8
140			85,9	70,3	83,4	83,3

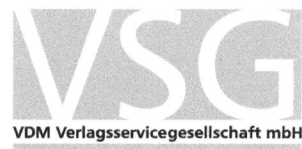

Die VDM Verlagsservicegesellschaft sucht für wissenschaftliche Verlage abgeschlossene und herausragende

Dissertationen, Habilitationen, Diplomarbeiten, Master Theses, Magisterarbeiten usw.

für die kostenlose Publikation als Fachbuch.

Sie verfügen über eine Arbeit, die hohen inhaltlichen und formalen Ansprüchen genügt, und haben Interesse an einer honorarvergüteten Publikation?

Dann senden Sie bitte erste Informationen über sich und Ihre Arbeit per Email an *info@vdm-vsg.de*.

Sie erhalten kurzfristig unser Feedback!

VDM Verlagsservicegesellschaft mbH
Dudweiler Landstr. 99   Telefon +49 681 3720 174
D - 66123 Saarbrücken   Fax   +49 681 3720 1749
www.vdm-vsg.de

Die VDM Verlagsservicegesellschaft mbH vertritt

 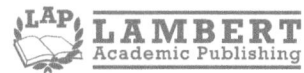 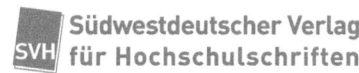

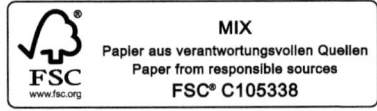

Printed by Books on Demand GmbH, Norderstedt / Germany